U0302756

气定神闲

中国传统医学与养生

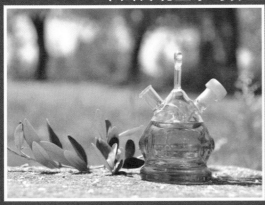

中国大百科全书出版社

图书在版编目（CIP）数据

气定神闲·中国传统医学与养生／《中国大百科全书》青少年拓展阅读版编委会编．--北京：中国大百科全书出版社，2019.9

（中国大百科全书：青少年拓展阅读版）

ISBN 978-7-5202-0611-2

Ⅰ.①气… Ⅱ.①中… Ⅲ.①养生（中医）-青少年读物 Ⅳ.①R212-49

中国版本图书馆CIP数据核字（2019）第216577号

出 版 人：刘国辉

策划编辑：石　玉

责任编辑：裴菲菲

装帧设计：**WONDERLAND** Book design
仙境 QQ:344581934

责任印制：邹景峰

出版发行：中国大百科全书出版社

地　　址：北京阜成门北大街17号　　邮编：100037

网　　址：http：//www.ecph.com.cn　　电话：010-88390718

图文制作：北京鑫联必升文化发展有限公司

印　　刷：蠡县天德印务有限公司

字　　数：110千字

印　　数：1～10000

印　　张：6

开　　本：710mm×1000mm　　1/16

版　　次：2019年9月第1版

印　　次：2020年1月第1次印刷

书　　号：ISBN 978-7-5202-0611-2

定　　价：30.00元

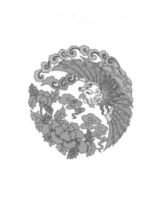

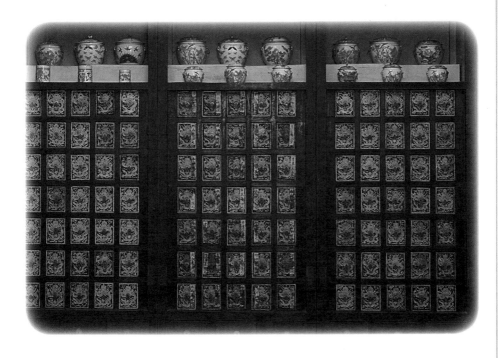

第一章 带你走近中国传统医学

[中医的历史]

中国是一个地域广阔、历史悠久的国家。早在原始社会，先民为了生存的需要，医疗活动就随之而产生。由于人们生活的地理环境不同，采取的生产方式也不同，因此引发出多种形式的医疗活动。

《黄帝内经》(以下简称《内经》)中的《素问·异法方宜论》写道：砭石从东方来，毒药从西方来，灸焫从北方来，九针从南方来，导引按跷从中央出。说明古代流传下来的医疗方法是中国各族人民的经验汇集。中华民族所聚集生长的地理空间跨度广大，在不同的地域有不同的生产和生活方式，亦有不同的文化类型。古代除以农业社会文化为主外，尚有草原游牧文化、森林狩猎文化、河海渔业文化等。不同的文化创造出不同的医疗技术，运用不同的药物资源，导致中医学的民族和地区差异性，由此而形成不同的地方流派，这是中医学具有丰富的实践经验和多样化理论学说的原因。就其学术层面而言，也具有多样性和复杂性的特点。中医学与传统文化、科学技术乃至经济发展，都有密切的联系。中华民族久远的历史也是铸就传统医学丰富多彩的原因之一。在中国，远在百万年前已有人类生存，他们在生产和生活中，须同疾病和伤痛进行斗争，从而产生了医疗救助实践。火的使用，使人类得以熟食，驱寒保暖，同时有一定的防湿作用，也使灸法治病及其他借助温热作用的治疗得以施行。在新石器时代，中国先民们就用砭石作为治疗工具。现存古书《山海经》中有"高氏之山，其下多箴石"的记载，箴石就是砭石。1963年在内蒙古多伦头道洼石器时代遗址出土了中国第一枚新石器时代的砭石，之后又在各地出土了多枚砭石及用于医疗的骨针、竹针，以及铜器和铁器时代的铜针、铁针、金针、银针，说明针灸技术发展到现在使用钢针已经历了漫长的历史时期。《淮南子·修务训》说，神农氏尝百草，一日而遇七十毒。《史记补·三皇本纪》也有神农尝百草，始有医药的记载。说明药物的发现，是与原始人的植物采集及其农业生产密切相关的。在新石器时代中期的仰韶文化时期，人们过着以农业为主的定居生活并开始酿酒，龙山文化时期已有专门的酒器，在殷商文化中则发现更多的酒器。酒的一大用途就是用以治病。《汉书》以酒为"百药之长"。上述事实都表明，中医源自先民生存和生产劳动的需要，在中华文明的悠久历史中生产、生活的需要决定和孕育了中医学的发生与发展。

中医学在漫长的发展过程中，历代都有不同的创新，涌现了许多著名医家，出现了许多名著和重要学派。3000多年前的殷商甲骨文中，已经有关于医疗卫生及20多种疾病的记载。周代，医学已经分科，《周礼·天官》把医学分为疾医、疡医、食医、兽医四科；已经使用望、闻、问、切等客观的诊病方法和药物、针灸、手术等治疗方法；王室已建立了一整套医务人员分级和医事考核制度，《周礼·天官》记载："医师上士二人，下士二人，府（药工）二人，史二人，徒二人，掌医之政令，聚毒药以供医事。"春秋战国时代，涌现许多著名医家，如医和、医缓、长桑君、扁鹊、文挚等。《内经》等经典著作面世，是中医学理论的第一次总结。秦汉时代，已经使用木制涂漆的人体模型展示人体经络，这是世界最早的医学模型。临床医学方面，东汉张仲景在他所著的《伤寒杂病论》（简称《伤寒论》）一书中，专门论述了外感热病及其他多种杂病的辨证施治方法，为后世的临床医学发展奠定了基础。外科学也具有较高水平。据《三国志》记载，东汉末年名医华佗已经开始使用全身麻醉剂，酒服"麻沸散"进行各种外科手术，其中的胃肠吻合术是华佗所擅长的。据《史记·扁鹊仓公列传》记载，西汉初的名医淳于意（又称仓公）曾创造性地将所诊患者的姓名、里籍、职业、病状、诊断及方药一一记载，谓之"诊籍"，是现知最早的临床病案，其中包括治疗失败的记录和死亡病例。从魏晋南北朝到隋唐五代，脉诊取得了突出成就，晋代名医王叔和在前代著作《内经》《难经》"独取寸口"诊法的基础上，进一步总结，使之规范化，并归纳了二十四种脉象，提出脉、证、治并重的理论。这一时期医学各科和专科化已渐趋成熟。针灸专著有西晋皇甫谧的《针灸甲乙经》，方书的代表著作有西晋葛洪的《肘后备急方》，制药方面有南北朝（一说唐代）雷敩的《雷公炮炙论》，外科有南北朝龚庆宣的《刘涓子鬼遗方》，病因病理专著有隋代巢元方的《诸病源候论》，儿科专著有隋唐之间的《颅囟经》，唐代苏敬等著的《新修本草》是世界上第一部药典，唐代还有孟诜的食疗专著《食疗本草》、蔺道人的伤科专著《理伤续断秘方》、昝殷的产科专著《经效产宝》等。此外，唐代还有孙思邈的《千金要方》和王焘的《外台秘要》等大型综合性医书。从晋代开始，已经出现由国家主管的医学教育，南北朝的刘宋时代曾有政府设立的医科学校。隋代正式设立太医署，这是世界上最早的国立医学教育机构。宋金元时期，随着经济文化的发展以及国家对医学和医学教育的重视，宋政府创设校正医书局，集中了当时的一批著名医家，对历代重要医籍进行收集、整理、考证、校勘，出版了一批重要医籍，促进了医学的发展。宋代除有皇家的御药院外，还设立官办药局太医局卖药所与和剂局等，推广以成药为主的"局方"。宋代由太医局负责医学教育，各府、州、县设立相应的医科学校；太医局初设九科，后扩为十三科。在针灸教学法方面也有了重大改革，北宋时王惟一于天圣四年(1026)著《铜人腧穴针灸图经》，次年又主持设计制造等身大针灸铜人两具，在针灸教学时供学生实习操作，对后世针灸的发展影响很大。唐朝曾把一些寺庙辟作疠人坊，对麻风病人进行隔离治疗，这相当于现代的传染病院。宋代已经有各种类型的医院、疗养院，有专供宫廷中患者疗养的保寿粹和馆，供四方宾旅患者疗养的养济院，收容治疗贫困患者的安济坊等。元代还有阿拉伯式医院。明代中叶的隆庆二年(1568)之前，北京已经有医学家创立的世界上最早的学术团体"一体堂宅仁医会"。该会由新安医学家徐春甫创立，有明确的会款、会规，除开展学术交流外还曾组织编撰百卷的《古今医统大全》。中医学最早的学术期刊《吴医汇讲》于清乾隆五十七年(1792)创刊，由江苏温病学家唐大烈主编。该刊发行近 10 年，每年一卷，有理论、专题、验方、考据、书评等栏目。这些学术团体和期刊的出现促进了中医的学术交流，表明中医这门学科在古代已形成较为完备的体系。

在中医学的创新和继承中，学派蜂起，竞相争鸣，贯穿于理论发展的历史长河中。先秦时期，中医学按主旨和发生曾有"三世医学"，即先后有用针、用药和重切脉的《黄帝针经》《神农本草经》和《素女脉诀》三个派别。汉代，针灸和切脉合而为一家称为医经学派，重用药物和方剂者发展为经方学派。《汉书·艺文志》记载当时有医经七家、经方十一家。医经学派后来仅存《内经》一书，后世围绕此书的诠释发挥形成重视理论的一派。经方学派旨在对经验方的整理和运用，在魏晋隋唐乃至宋代以后，各朝代都有大量的方书传世。对《伤寒论》的研究，自宋代起涌现出一大批致力于伤寒学术研究的医学家，他们传承发展而成为伤寒学派。金元时代的一些医学家们，敢于突破经典的定论围绕个人的专长阐发理论，并自立门户，其中著名的有"金元四大家"，刘河间创主火论，张子和重攻邪，李东垣重补脾，朱丹溪倡滋阴。金元四大家等因地域和师承又可分为两大派。刘河间及其继承者张从正、朱丹溪等人，因刘河间系河北河间人，故其学派后世称为河间学派。李东垣师从河北易水人张元素，又有张元素门人王好古、李东垣弟子罗天益等人，皆重视脏腑用药和补益脾胃，这一派人因其发源地而被称为易水学派。明至清代，温病的研究达到了成熟阶段，其中一批影响较大的医学家，如著《温热论》的叶天士、著《温病条辨》的吴鞠通、著《温热经纬》的王士雄等被称为温病学派。从明代开始，在西方医学传入中国以后，中国传统医学和传入的西方医学在相互碰撞、交流、融合中，产生了中西医汇通学派，涌现出一批著名医学家，如唐容川、恽铁樵、张锡纯、张山雷等人。他们主张"中西医汇通"和"衷中参西"等，该派兴学校，创办医学刊物，传播中西医学思想，曾领风骚数十年，并成为当代中西医结合的先行者。历史上各中医学派，总是在继承基础上不断创新而发展起来的，各学派此伏彼起，连绵不断，各派中又有不同的支派。例如对于《伤寒论》原创问题的研究方面，有错简重订派和维护旧论派；河间学派在新安江流域又演为新安学派；易水学派中有由"温补四家"的薛己、赵养葵、李中梓、张景岳等人组成的温补学派；温病学派中又有吴又可、戴天章、余师愚等人的瘟疫派，叶天士、吴鞠通的温热派和薛雪、王孟英的湿热派等。各学派间经常争鸣，如伤寒与温病学说之争，河间与易水学派之争，丹溪之学与"局方"之争等，促进了学术的进展、学派发展，由学派发展为新学科，新学科奠定以后又不断勃发出新的学派。如此学派和学科的相互演进，形成了中医学体系继往开来的发展过程。

［中医理论知多少］

中国传统文化铸就了中医学理论的特质，尊生贵时的理念，天人合一的自然观、《周易》的哲学思想，乃至中华民族的系统思维方式等，都在中医学的理论范式和研究方法中有所体现。在数千年的实践中，逐渐形成一批原创性的医学发现、医学发明和理论学说，如藏象、经络、精气神、气血津液、阴阳五行、辨证论治等，又有针灸、中药、方剂、推拿等医疗技术，并不断扩益增附，有效地运用于临床和保健的实践之中。

阴阳

原意指日照之向背，在《诗经》《尚书》中，已经成为占卜和观察日常事物的重要概念。周幽王时伯阳父把阴阳说成是"天地之气"，并用二者的矛盾运动来说明地震，使之具有了自然哲学范畴的意义。春秋末范蠡将阴阳概念推展至解释社会现象，强调阴阳之间的转化，"阴至而阳，阳至而阴"。《老子》一书在"反者道之动"的情景之下，提出了"万物负阴而抱阳，冲气以为和"的阴阳和谐思想。而《易传》的作者则运用阴阳对事物之间广泛存在的对立现象及其转化的关系进行了系统的说明。《易传·系辞上》说"一阴一阳为之道"。认为阴阳的矛盾运动是事物发展的基本法则。战国末期的邹衍，把阴阳观念和五行观念结合起来说明自然和社会的变化规则，形成了阴阳家。后来的儒家如董仲舒、朱熹等均对阴阳思想作了系统阐发。

五行

中国古代哲学概念。原指"五材"，即水、火、木、金、土。《左传》："天生五材，民并用之。"后指构成宇宙万物的五种物质元素。西周末年，史伯提出了"以土与金、木、水、火杂，以成百物"的观点，反映出探求事物间相互关系的思想。阴阳五行家邹衍释"五行"金、木、水、火、土为"五德"，认为王朝交替是五德循环转移的结果。西汉董仲舒吸取阴阳家思想，明确提出"五行相生"的观点，著有《五行相生篇》。五行又称五常。《荀子·非十二子》："案往旧造说，谓之五行。"杨倞注："五行，五常仁、义、礼、智、信是也。"

运气学说

中医学探讨天象气候规律及其与人体生理、病变、治疗规律关系的理论。运气指木、火、土、金、水等五行之运和厥阴风木、少阴君火、少阳相火、太阴湿土、阳明燥金、太阳寒水等六气，故又称五运六气。运气学说认为，根据天文历法可推算出一个具体年度和季度的气候、物候、人体生理反应及疾病流行的情况，并据以决定防治方针。对这一学说历来存在着两种不同的看法，赞同者以其预测发病规律，并据此进行疾病分类，确定相应的治疗原则等；反对者则认为运气规律的普遍性有待验证，而且以天文历法推算气候的变化和疾病的发生必然导致对疾病认识的机械和绝对，有悖于辨证论治，且忽略了地区差异。虽有争论，但对于运气学说中提出的某些具体医学理论和论治方法，如亢害承制、六气为病、病机十九条等皆予以肯定并有所发展，而且运用于临床。

脏象学说（藏象学说）

中医研究人体脏腑的生理功能、病理变化及其相互关系的学说。脏，古作藏，指居于体内的脏腑；象，指脏腑的功能活动和病理变化反映于体外的种种征象。又称藏象学说。

古代医家通过长期的实践，以古代的解剖知识为基础，从体外的各种征象测知脏腑的生理功能，推究其病理变化，并结合古代哲学阴阳、五行、象论等思维方式，进行类比推理、综合分析，逐步形成了脏象学说。脏象学说中的脏腑，虽

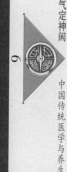

有其解剖认识，但并非是人体的解剖单元，而是表述人体运动状态的功能系统。它体现了中医学整体观的特点，认为人的生命活动以五脏为中心，六腑相配于五脏，气、血、精、液则是脏腑功能产生的物质基础，通过经络系统把五脏六腑、四肢百骸、皮肉筋脉、七窍二阴联系成一个有机的整体。脏与脏、脏与腑之间，在生理上相互依存、相互制约，在病理上相互影响、相互传变。它还认为人与自然界保持着统一性，五时（春、夏、长夏、秋、冬）与五脏相通，一日的阴阳盛衰与人体阴阳消长相应，因此，人与自然界相互关联、密不可分。脏象学说广泛应用于中医学的生理、病理、诊断、治疗、方药、预防等各个领域，是辨证论治的基础。对杂病治疗，以脏腑辨证最为常用，对热性病的治疗，尽管通常采用六经辨证、三焦辨证、卫气营血辨证方法，但同样离不开脏腑。由此可见，脏象学说是中医学理论体系中十分重要的组成部分。

五脏

中医学对人体内心、肝、脾、肺、肾5个脏器的合称。五脏具有"藏"的特点，藏精、藏气、藏血、藏神为其共性，故又名五神脏。中医学认为，人体是以五脏为中心，通过经络广泛联系六腑和其他组织器官而形成的有机整体，因而五脏对人体的生理、病理有十分重要的作用。五脏在生理功能上各有专司，病症上也互不相同，其间的依存、制约、协调平衡关系，以及脏与脏，脏与腑乃至人体与自然界的关系，主要用阴阳学说、五行学说及脏象学说来阐释。中医学对五脏的认识与现代解剖学中的脏器不同，它不仅指脏器的形态、部位，而且主要包括脏器与气候的关系，以及脏器的功能活动、病理变化所反映出来的种种征象。

六腑

中医学对胆、胃、大肠、小肠、三焦、膀胱6个脏器的合称。腑，在《内经》中写作"府"，有府库的意思。六腑的基本功能是受纳、消化饮食物，并泌别清浊、传送糟粕。具体地说，饮食物入胃，经胃的腐熟，下移肠道，小肠进一步消化，并泌别清浊，吸收其中之精微物质。胆排泄胆汁入小肠中以助消化。大肠接受小肠中的食物残渣，吸收其中的水分，其余的形成粪便排出体外。残余的水液通过肾的气化作用形成尿液下输于膀胱。三焦在其中起联系作用。六腑配合，共同完成饮食物的消化、吸收、传输和排泄。腑与脏通过经脉连属，功能上相互配合，构成脏腑之间的密切联系。腑为表属阳，脏为里属阴。其中胆与肝、胃与脾、小肠与心、大肠与肺、膀胱与肾、三焦与命门均构成表里关系。

因为六腑以下行、通畅为顺，所以病变主要表现在气机上逆、气机阻滞、消化障碍、清浊不分、小便不利、大便不通等几个方面。六腑之间，一腑有病，可以影响他腑为病，腑有病也可影响脏为病。对六腑病变的治疗以"通"为大法，如和胃、泄胆、通肠、利尿等。若六腑病及五脏，则必须脏腑同治。

由于六腑为表属阳，五脏为里属阴，所以腑病及脏、表病及里、阳病转阴，表示病情加深、加重。六腑有病，若及时调治则可防微杜渐。

奇恒之腑

中医学对脑、髓、骨、脉、胆、女子胞的总称。奇恒为异常之意，这6个器官组织的生理功能以兼藏精气为特点，不同于五脏、六腑的作用，故名。如胆为六腑之一，虽参与饮食物的消化，但它贮藏精汁而不直接接受和传送水谷，故又列入奇恒之腑。奇恒之腑除胆以外，均与五脏无表里关系，也无五行属性分类，它们与某些脏器的关系密切，辨证论治时常从有关的脏器着手。

精

中医学中维系人体生长、发育和生殖的精微物质。可分为"先天之精"和"后天之精"。前者指禀受于父母的生殖之精，后者指来源于脾胃的水谷之精。精还有包括血、津液的广泛的含义。清代《读医随笔》说："精有四：曰精也，血也，津也，液也。"五脏均可藏精，但统归于肾，为生命之源。精充则化气生神，人体健而少病；精气衰少，则人体弱而多病。注意保精，在养生与防病治病中都具有重要意义。

气

中国传统医学的基本理论之一。中国古代哲学认为气是构成宇宙的最基本物质，它处于不断的运动变化之中，自然界万物的生长化收藏、寒暑的更替，都是气运动变化的结果。中国传统医学认为气是构成人体、维持人体生命活动的最基本物质，人体脏腑、诸窍、精、气、血等都是由气聚而成的有形之质，而元气、宗气、卫气等无形之气，则具有推动脏腑的功能活动等作用，如通过呼吸与自然界交换气体、推动血与津液的运行输布、促进饮食物的消化吸收并排出糟粕等。气属阳，有推动、营养、气化、温煦、固摄、防御等作用。气的运动称为气机。升降出入为气的运动形式，气的病理变化主要有气虚、气滞、气陷。人要注意养生，要保持气定神闲，就要注意气运动的变化。

气与精、血、津、液是维持人体生命活动的物质，它们之间关系密切。气与精可以互相化生，精能化气，气能生精。气与血之间，气可以推动血液运行，还可以统摄血液而不溢于脉外，并可化生血液。血又可以载气而行，布达全身，并可生气。气血津液之间，气可推动津液运行与布散，还可以化生津液；而津液大量流失，又可使气随液脱，损耗人身之气。人身之气充盛，是保持精、血、津、液充盛并发挥其功能的重要条件。在治疗精、血、津、液病症时，往往注重调补人身之气，如益气生精、益气养血、益气摄血、益气活血、益气行水、益气生津等均是常用的治法。

血

由水谷精微所化生、通过脏腑的气化作用变化而成，并在脉管中循环运行的红色体液。它是构成人体、维持生命活动的基本物质之一，具有营养和滋润的作用。血与气须臾不可分离，其生成和循行与气、精、津液等物质及脏腑功能攸关。血液充盈脉中，周流适度，则内而脏腑、外而四肢百骸得其濡养，保持人体健康的状态。血液亏虚则脏腑功能衰减，主要出现虚、寒、热、瘀等病理变化。治疗血的病变必须从脏腑和气、精、津液等有关方面入手。

津液

中医学中人体一切正常水液的总称。包括各组织器官的内在体液和分泌物，如胃液、肠液、唾液、关节液等，习惯上也包括代谢产物中的尿、汗、泪等。津液以水分为主体，含有大量的营养物质，是构成和维持人体生命活动的主要物质之一。各种津液因性质、分布和功能不同，又分为津和液两类。将存在于气血之中，散布于皮肤、肌肉、孔窍并渗入血脉，清而稀薄，流动性较大，具有湿润作用的称为津；将灌注于关节、脏腑、脑髓、孔窍等组织，稠而浓浊，流动性较小，具有滋养作用的称为液。津与液二者本质相同，均来源于饮食水谷，二者相互影响，相互转化，故往往津液并称。津液的生成、输布、排泄过程很复杂，涉及多个脏腑的生理活动。如胃的受纳，小肠的吸收，脾的转输，肺的宣发肃降、通调水道，肾的蒸腾气化，三焦为通道等。津液主要有滋润和濡养的功能，如润泽浅表的皮毛、肌肉，滋润深部的脏腑，充养骨髓和脑髓，润滑眼、鼻、口等孔窍，滑利关节等。如果津液的输布、排泄失常，就会滋生水饮，或酿生痰浊，出现一系列病理变化。

神

中医理论对人的精神、意识和思维活动的总称。也是人体生命活动的体现。它通过目光表情、面容体态、动静谐调、语言气息和整体的色泽及形象、对刺激的应答及生命机能的各种信息表现出来。精神依附于人的形体而存在，即中医学所称形神合一。临床上通过察识，可辨别病人的精神意识和思维状况，判断疾病的预后。

天

中国古代思想家用以表示苍苍太空、最上主宰、最高存在或不假人力的自然状态的范畴。中国古代的思想传统中，天是一个含义极为丰富的概念。古时有人把"天"作为某种宇宙原则和人类道德的根源与范本。这可以称作义理之天或道德之天。孟子以"诚"为天道，认为"尽其心者，知其性也；知其性，则知天矣"。这种观念后来成为儒家一种主导性的观念。北宋程颢明确说："天者理也。"他所说的"理"指道德准则，他眼里的"天"是道德原则的合理性的根据。他所说的"天"还含有实体性的存在的意义，在此意义上可称为物质之天。孔子说："天何言哉？四时行焉，百物生焉，天何言哉？"（《论语·阳货》）荀子在《天论》中亦称："天行有常，不为尧存，不为桀亡。"他们相信天是由气构成的自然界，是自然事物存在的法则。天又指与人相对、不借助于人力的自然存在，是客观事物的本来状态。《庄子·秋水》说："牛马四足，是谓天；落马首，穿牛鼻，是谓人。"天和人的关系是中国古代思想家所关注的核心问题之一。

腠理

中医学理论泛称人体皮肤、肌肉、脏腑的纹理及皮肤、肌肉间隙交接处的结缔组织。《素问·疟论》说："故风无常府，卫气之所发，必开其腠理，邪气之所合，则其府也。"腠，又称肌腠，即肌肉的纹理或肌纤维间的空隙；理，即皮肤纹理或皮肤上的缝隙。唐代王冰注："腠，为津液渗泄之所；理，谓文理逢会之中。""腠理，皆谓皮空及纹理也。"因而可以认为，肌肉和皮肤的间隙相互沟通，共称为腠理。腠理是渗泄体液、流通气血的门户，有抗御外邪内侵的功能。

腠理是外邪入侵人体的门户。腠理致密可提高人体抗病能力，防止外邪入侵。若腠理疏松或腠理不固，则风寒外邪易于侵袭人体，发作感冒等病症；腠理闭郁，则毛窍闭塞，肺气不宣，卫气不得外达，在表的风寒之邪难出，可引发恶寒发热、无汗等。

五轮八廓

中国古代医家阐述眼与脏腑相互关系并指导眼病诊治的两种学说。在临床观察的基础上，把眼部的有关征象分别融附于五行、八卦衍化而来。五轮指风轮、气轮、肉轮、血轮、水轮，是将眼划分为5个部位，分属于不同的脏腑，从而把眼局部与脏腑统一成为一个整体，用以说明眼的生理、病理现象，指导眼病的辨证论治。八廓是将白睛按八卦的部位划出8个不同的方位，而后各隶属于六腑、心包和命门。当眼睛发病时，可通过观察白睛呈现的血脉丝络的方位及其色泽、粗细、多寡等，为眼病的辨证论治提供依据。五轮与八廓既有区别又有联系，故一般通称为五轮八廓。这两种学说过去对中医眼科曾起过积极的作用，但随着时代的发展，五轮在临床上尚有某种参考意义，八廓则因历代医家在部位划分、脏腑分属上极不统一且相互矛盾，很难指导临床，故已很少应用。

五轮 在现存医籍中以宋代《太平圣惠方》的记载为最早。历代多数医家认

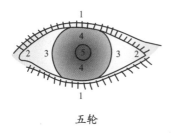

五轮

为其理论依据源于《灵枢·大惑论》，论中指出："五脏六腑之精气，皆上注于目而为之精，精之窠为眼……肌肉之精为约束……上属于脑，后生于项中"。指出了眼的各个部位与脏腑的内在联系。

在分属关系上，历代观点虽有差异，但大体是一致的，即胞睑属脾胃为肉轮，内外两眦属心和小肠为血轮，白睛属肺和大肠为气轮，黑睛属肝胆为风轮，瞳神属肾与膀胱为水轮，合称五轮。所谓轮者乃比喻眼睛圆而转动似车轮之意。五轮之说的实用价值虽有医家反对，如明代张景岳等，但由于它强调眼与脏腑密不可分，轮之有病多由脏腑功能失调所致，在临床上通过观察各轮外显症状推断相应脏腑的内蕴病变，因而对眼病的辨证深入了一步。但限于五轮之说创立时的历史条件和科学水平，不当之处难免，例如白睛发黄，病位虽在气轮，而病之本不在肺，多系脾胃湿热蕴蒸所致。再如水轮病变，绝非皆用补肾之剂所能包治，故临证之际既要详查眼之五轮，又不可拘泥五轮，而应从整体出发，望、闻、问、切四诊合参，现代可借助各方面的检查，进行综合分析，才能取得满意疗效。

八廓 "廓"取城郭护卫之意。首见于宋元间的《秘传眼科龙木论》所附《葆光道人眼科龙木集》。明代以后，八廓在名称等方面一直混乱无章，除天、风、火、地4廓说法一致外，其他均有分歧，特别是山廓就有五种不同的说法。至于八廓的部位在《世医得效方》《银海精微》《审视瑶函》《医宗金鉴》《银海指南》《医学入门》6部书中也不相同。而八廓的实用价值，在一些推崇八廓的眼科著作中，也很难找到实际应用的例子，仅在《审视瑶函》的"黄膜上冲"中运用此说，它使用泻阳明实热的通脾泻胃汤来治疗位于坎位的膀胱之病，殊不可解。且自八廓

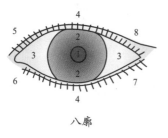

八廓

问世以来，反对者不乏其人，如张景岳、楼英、徐春甫、张璐等。

经络

中医学理论中人体气血运行的通道，经脉与络脉的总称。起着沟通内外、贯

穿上下、联系左右前后，网络周身的作用。将外在筋、脉、肌、皮、五官、九窍与内在的五脏六腑等联成统一的有机整体。凡人体内行于深层、纵行、较大的主干脉为经脉，行于浅层、横行、较小的分支脉为络脉。

经脉又名正经，包括十二经脉、十二经别和奇经八脉。络脉又名别络，包括较大一些的十五络脉及其分出的网络周身各部的细小络脉，名为孙络；浮现于体表的细小分支，名为浮络。根据十二经脉气血流注所分布的部位，将全身筋肉分成十二群，名为十二经筋；将全身皮肤划分为十二分区，名为十二皮部。这样则由经脉、络脉、经筋、皮部组成了人体的经络系统。经络系统是中医学阐述人体功能结构的重要内容。它沟通内外，外在经络系统受病能够定向地传变于相关的脏腑；内在脏腑受病必然定向地反映于相关的经络。脏腑是生化气血之源，经络为运行气血之道，二者是统一的整体，不可分割。《素问·调经论》称："五脏之道，皆出于经隧（经络），以行血气。血气不和，百病乃变化而生，是故守经隧焉。"所以经络能够"决死生，处百病，调虚实，不可不通"（《灵枢·经脉》）。

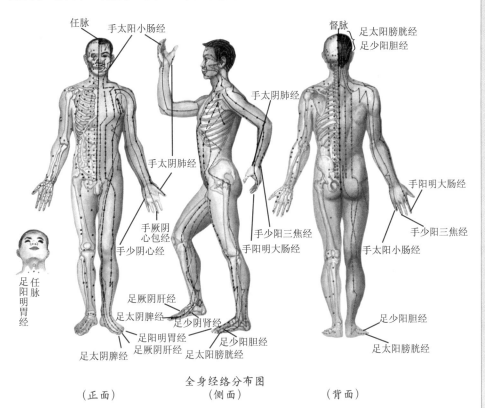

全身经络分布图

（正面）　　　　　　　　（侧面）　　　　　　　　（背面）

病因

导致人体发生疾病的原因。中医学认为，疾病的发生是致病因素作用于人体后使正常的生理活动遭到破坏，导致脏腑经络、阴阳气血功能的失调所造成。病因可分为六淫（风、寒、暑、湿、燥、火）、七情（喜、怒、忧、思、悲、恐、惊），以及饮食不当、劳逸过度、跌仆金刃外伤、虫兽所伤、疠气等。此外，由于脏腑和气血津液运行失常而产生和形成的某些病理性产物，也可成为新的病因，引致另一些疾病的发生，如痰饮和瘀血。临床对病因的辨识，一般是通过对患者的症状、体征分析推求而来，为治疗用药提供依据，这种方法被称为审证求因或辨证求因。

病机

中医学中疾病发生、发展和变化的机理。即致病因素作用于人体，破坏了人体阴阳的相对平衡后所出现的各种病理变化。病机是医者透过错综复杂的临床表现，经过仔细分析，根据阴阳的消长、病邪的进退、病变所在的脏腑经络，以及气、血、津液失调的具体情况而归纳出来的，反映了病症变化的关键，是决定治疗法则、处方用药的前提。故中医治病以审察病机为先，辨证论治以谨守病机为至真要之理。诚如《素问·至真要大论》所言："谨守病机，各司其属，有者求之，无者求之，盛者责之，虚者责之，必先五胜，疏其血气，令其调达，而致和平。此之谓也。"精辟地论述了病机及病机理论指导临床实践的重要性。

［二、中医的研究对象和特点］

中医学独特理论体系的建立，在很大程度上取决于它的研究对象。中医学以维护人体健康长寿、预防疾病、调节心身为研究对象。医者即是"治病之工""上工治未病"，同时还要指导调养心性，宝命全形。正如汉代医学家张仲景在《伤寒论·序》中所说："上以疗君亲之疾，下以救贫贱之厄，中以保身长全，以养其生"。由此目标而确立的医学行为即是"医乃仁术"。

中国历代医生非常重视医德修养，中医医德要求医生济世施术、恒德慎医和谦虚善学等，古代医家多以德艺双馨而立身。从战国时扁鹊行医的"随俗为变"，汉代苏耽的"橘井济民"，唐代孙思邈的"大医精诚"，数千年来延绵承续，不断发扬光大，成为良好的医德传统。

中医学的理论和实践经数千年的发展，形成了完整而系统的医学体系。这是中华民族的祖先在对人体、自然、心理等进行长期思索和在防治疾病的实践中创造出来的。其内在特质与中华民族的传统思维和传统文化有机地融汇在一起，这是与西医学的本质区别。中医学理论体系有以下几个特点：

有机论人体观　中医学的有机论人体观是中国古代有机论自然观的重要内容之一，特点是着重事物的整体性和联系性、动态性和自发性等，研究事物内部和事物间的协调和协同，认为天地和人等自然界万物之间有着复杂的内在联系。有机论人体观包括整体观、恒动观和阴阳稳态观等。①整体观认为，人体是一个有机整体，人和自然环境也是一个有机整体，人是自然的一部分，中医学称之为"人与天地相应"或"人与天地相参"。这是中国传统哲学"天人相应观"在中医学

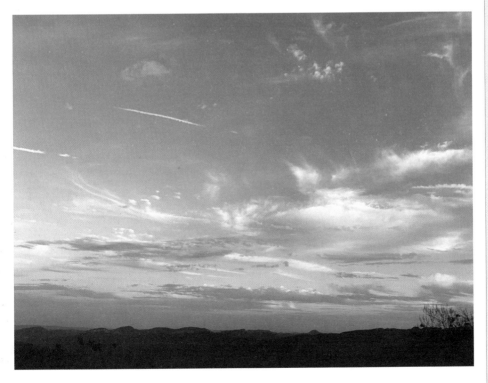

中的体现，其中有统一性、完整性、联系性和系统性的蕴义。人体的整体观指人体的形体结构是统一的整体，其脏腑、肢体乃至五官九窍间密切联系，互相协调，共同组成了有机的整体。就其基本物质而言，精、气、血、津液构成脏腑器官功能活动的物质基础，并运行于全身。就其机能活动而言，生理活动与心理活动是统一的，中医学称之为神形合一。人与外界环境的统一性，指人体健康和疾病，与天文（太阳、月亮和星体）、地理（地势、干湿）、季节、气象乃至社会环境之间都有一定的关系。人体的各种结构互相联系，并有不同的层次，构成一个系统的人体。②恒动观，以运动、变化和发展的观点去审视生命、健康和疾病等生命现象和医学问题。《素问·六微旨大论》说"动而不息"是自然界的根本规律，也是生命的根本规律。从阴阳理论中阴阳间的对立、转化、资生、制约关系，五行理论中木、火、土、金、水之间的相生、相克，到脏腑气机理论中的升、降、出、入关系，都贯穿着恒动观念，这也是中国传统哲学思想在中医学中的体现。以《周

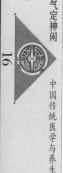

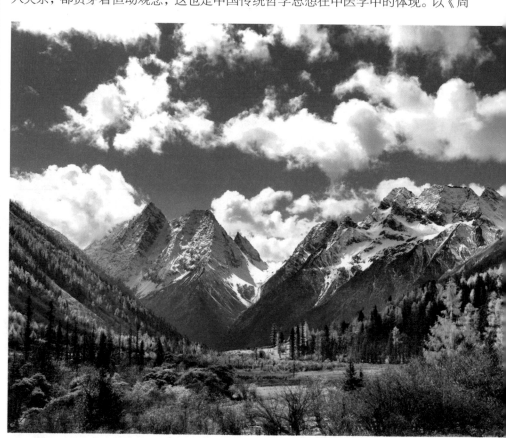

易》《老子》为先源的中国传统哲学，对"易"和"变"的恒动，有精辟的论述，并影响着整个民族的思维方式。③人体健康与疾病的正常和失常的阴阳稳态观认为，人与自然界都以气为本，气的一分为二即阴阳，阴阳二气的运动形成世界万物，阴平阳秘的稳态是为健康，否则是病态，即"一阴一阳是为道，偏阴偏阳谓之疾"。有机论人体观还重视人体时间结构。在中华民族传统思维中，时间和历史观念强于空间观念。人体的生命过程是由时间结构和空间结构组成的，时间结构由生命活动过程、节律和周期等组成；空间结构指的是形体、器官、骨骼、肌肉等。中医学在对人体生命研究中，有一定的解剖生理知识以体现对空间结构的了解，并成为发展医学的基础，但对人体时间结构的研究则至为深入，并提出了关于阴阳终始、四时气化、脏气法时、病遇节发等有关理论，同时还提出了"因天时而调血气"等一系列养生和治疗原则。

理论的独创性　在中医学理论体系中，有很多与西医学相同或相近的知识，这表明人类在与疾病的斗争中，有共同的智慧。但是，中医植根于中国传统文化土壤之中，创造出针灸、中药、方剂等医疗保健方法，有独特的医学发现，如发现了人体经络现象、人体器官的功能和自然节律相应的脏气法时现象、人体的整体结构完整地表现在局部的生命全息现象，以及对诸多证的认识，如阴虚证、阳虚证、气滞证、血瘀证等和各种舌象、脉象的诊断意义等。又因研究对象、视角和思维方式的不同，中医学创立了很多异于西医学的理论和学说，包括藏象学说、经络学说、阴阳五行学说、气血学说、五运六气学说等。除中药和方剂的运用外，尚有以针灸疗法为代表的多种医疗手段和技术，是广传于世的医学发明。这些理论创造和医学发明，构成了中医学独特的理论体系，直至目前仍实践于临床，并远传国外。

辨证论治　辨证论治是中医临床的操作体系，包括辨证和论治两大方面，即分析、辨别疾病的证候而确立治疗原则和方法。在中国古代的逻辑学方法中，其辨证逻辑远较形式逻辑发达，临床医生由于重视对具体病情的分析而发展了辨证。另外，由于恒动观念和对人体时间结构的重视，中医临床既有"病"的概念，又有"证"的概念且更重视之，因为"证"是某一阶段的病理功能状态。对"证"的重视，进而发展了辨证论治。辨证论治是从证和病着眼，既包含对病的分析，

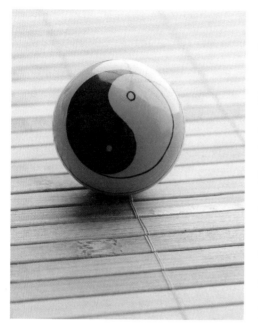

又强调因时而异的证的特征；既重视疾病的"本"，又考虑病证的"标"；因于整体观念，在诊治疾病分析病证时，还要考虑人体与外界环境之间相互作用的关系，要因时、因地、因人而异处方用药，即"三因制宜"。把理、法、方、药融汇运用，有时在深入把握辨证的前提下，论治时又可以"同病异治"和"异病同治"。辨证论治的灵活运用，堪称一门艺术，其中包含着丰富的辩证法思想，是中国古代科学哲学在医学中的独特运用。

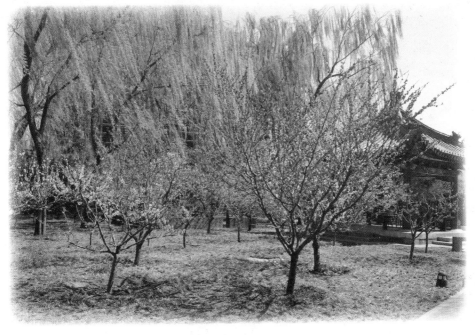

第二章　四季养生

　　一年四季，包括一日之内昼夜分为四时的调摄养生方法。又称四时调摄。它是中医学顺应自然思想的重要体现。

　　历史及文献　中医学早就提到自然环境因素与人类健康和疾病有密切的关系，认为气候变化、昼夜更替及阴雨晦冥、风雷震啸等各种正常与异常的变化都会直接或间接地影响人体，而人体也必然反映出与之相应的生理活动或病理变化，表现为健康、疾患与夭亡等不同结果。最早、最重要的理论见于《内经》，其中有"夫百病之生也，皆生于风寒暑湿燥火""动作以避寒，阴居以避暑"及"春夏养阳、秋冬养阴"等论述，明确提出气候变化能够导致疾病，以及抗御方法、保养原则等，完整地体现了人应于天地的思想，《内经》更在数篇大论中详细论述了天气变化的正常规律、异常变化，以及这些规律和变化对人体的影响、易发生的疾病等。所有这些构成了中医学四时调摄理论的基本框架，是后世预测四时疾病、发展四时调摄的主要依据。此后，历代医家均有所发展，但多在养生著作中涉及，而专

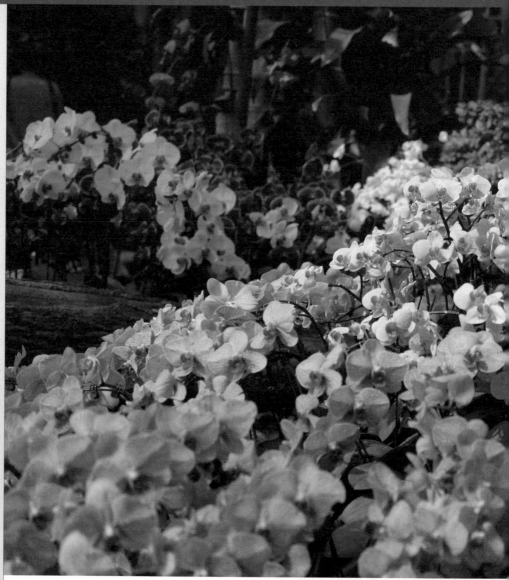

著较少。现存以四时调摄为主的养生著作有宋代周守忠著《养生月览》，元代瞿

祐著《四时宜忌》《居家宜忌》及著者佚名的《四气摄生图》等。

　　理论　人生于天地之间，即人以天地之气生，四时之法成，依赖于自然以生存，

也就必然受到自然规律的支配和制约，即所谓人与天地相参，与日月相应，或称

为天人相应、天人合一学说，这种天人相应说是中医学效法自然的养生思想的重

要依据。自然界总是处在不断的运动变化之中，阴晴圆缺，沧海桑田，既有其常，

也有其变。其常可以例推，其变亦须探求，从而找出人与之相因应的正确做法，

做到逆从阴阳，则可寿享天年。

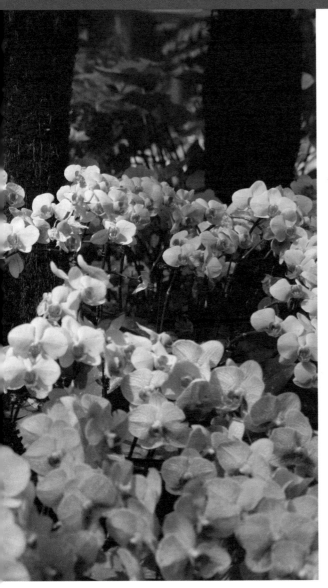

　　四季变化与人体的因应　从气候论，一年四季的正常变化是春温、夏热、长夏湿、秋燥、冬寒。生物与之相应的生长规律则是春生、夏长、长夏化、秋收、冬藏。以人体论，春夏季阳气发泄，气血趋向体表，内里相对空虚，因而表现为皮肤充盈、润泽，毛孔开张，疏泄多汗，脉象浮大，呈现一种表盛里相对不足的状态。秋冬则阳气收敛，气血趋向于里，里盛而表气相对不足，表现为皮肤致密、毛孔闭塞、少汗多尿、脉象沉小等适应气候变化的现象。

　　季节变化一方面推动着"生长化收藏"的正常进行，一方面影响着疾病的发生和发展。四季均与固定的脏腑相关，如春应肝，夏应心，长夏应脾，秋应肺，冬应肾。当其季节、相应脏腑主事，而感于时邪，亦先令主脏受病，故乘春则肝先受之，故春病多在肝；乘夏则心先受之，故夏病多在心；乘长夏则脾先受之，故长夏病多在脾；乘秋则肺先受之，故秋病多在肺；乘冬则肾先受之，故冬病多在肾。从气候特点来说，春季多风，风为百病之长，故春多风病；夏季炎火当令，天时暑热，故夏多暑病；长夏湿土主气，酷暑溽蒸，故长夏多湿病；秋季燥气当令，故秋多燥病；冬时寒气主时，故冬多寒病。以病种来说，每季均有易发之病，如春时有痀首疾，夏时

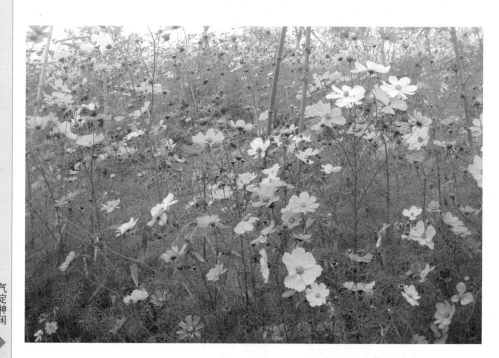

有痒疥疾，长夏善病洞泄寒中，秋时有疟寒疾，冬时有嗽上气疾。

　　昼夜变化与人体的因应　一昼夜中，白昼为天之阳，夜晚为天之阴。人亦如此，白昼阳气主事，自旦经午至暮，阳气由生而盛而衰；自暮经夜至旦，阴气由生而盛而衰。比于四季，所谓朝则为春，日中为夏，日入为秋，夜半为冬。白昼阳气在外，人表现精神爽朗，活泼好动；入夜阴气主事，人表现精神萎靡，困倦思睡。故白昼睡眠，总不如夜间安稳深沉；而夜间工作，也总不如白昼效率高，近代称之为生物钟现象。又白昼阳气主事，可抵御外邪、卫护身体的卫气行于体表，故白昼人体防御疾病的能力较强；夜半则卫气由表入里，体表防卫能力减弱，故夜间若不加以留心，较易为病邪侵害。对于病人，一般在病情变化上也存在着这种与昼夜变化相关的"旦慧昼安，夕加夜甚"的现象。所以，生活起居，要顺应四时昼夜的变化，动静和宜，衣着适当，饮食调配合理，体现春夏养阳、秋冬养阴的总原则。

　　方法　春、夏、秋、冬养生各异。

　　春季养生　春属风木，主生发，制于金，胜于土。《素问·四气调神大论》指出：

春三月，此谓发陈，天地俱生，万物以荣。遵循春季宜畅不宜郁、宜升不宜滞的原则，起居应夜卧早起，广步于庭，被发缓形，以使志生。在居室上，一冬闭户塞牖，人气与百物之气混杂于中，头昏目翳，应开通窗牖，流通空气，令精神爽朗，神思清明。行动上，当择融和春日，出游踏青，以受天地之阳气。切忌幽居室内，孤坐独居，自生郁闷。衣着上，自初春至暮春，气温差别大，衣着更换较频繁，应注意增减衣服要随气温变化，尤其早晚仍较凉，须更加注意。老人儿童气弱体怯，易冷易热，尤须慎重。饮食上，一冬厚味膏粱，里多壅滞之热，至春应多选清淡、爽口、偏于凉性的蔬菜和豆制品等，并减少肉食，少用辛辣、烟酒等，以升发疏泄阳气而不致助火动痰。药养上，当选清凉、疏解、化痰、化滞之品。

　　春日多风，春风生万物，可不避忌。但风邪为百病之长，虚邪贼风，仍须避忌，不慎而伤，邪气流连，至夏则有后泄肠癖之疾。再如沐浴、酒后、劳汗、夜卧等均须注意避免受风，以防止造成首风、漏风、偏风等各种风疾。春日行针，应遵循"春气在经脉"的原则，刺经而已。避免"春刺络脉，血气外溢，令人少气；春刺肌肉，血气环逆，令人上气；春刺筋骨，血气内著，令人腹胀"等。春日阳和，万物复苏，正是郊游佳季，远离尘嚣，舒散一冬之昏闷，条达肝之郁气，使应于

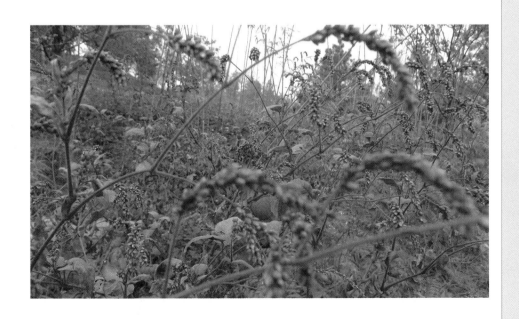

生发之天时，其功效甚至非药物所能比。但年老体弱者，须谨慎从事，量力而行。

夏季养生　夏属火，主长养心气。中医认为，夏三月，此谓蕃秀，天地气交，万物华实，起居应夜卧早起，以应天地之生机。情绪上平和制怒，外向舒发。多沐浴以保持腠理宣通、汗液排泄顺畅，水宜温不宜凉，以免毛窍被激收敛，汗郁于内而生痤痱。不要避免阳光照晒，但在正午烈日则不宜。室外工作光线过强时须注意保护眼睛，皮肤娇嫩者不宜长时间在烈日下曝晒，以免灼伤。天时暑热，人喜避于阴凉之处，注意不可贪凉太过，尤须避免在阴凉风道处露卧，以免内袭经络，致成风痹。冬寒夏热，应之可以锻炼肌肤，坚固卫气，令人少病。衣着上，夏日多汗，衣宜常换，汗衣久着，易生痱子等皮肤病。着衣应求宽松透气，以免皮肤排泄受阻。久在烈日下，应备遮阳帽，不使烈日过晒头部。不宜脱衣用风扇、空调猛吹，夜卧应注意遮护脐部，脾胃阳气弱者尤须注意。饮食上，夏日汗多渴饮，冲淡胃液，多用甜味饮料，常致胃纳不佳，应稍加咸味以助阴气。食物以清淡、营养丰富、易消化为好，生冷食品不可太过，又须注意清洁。药养上，体弱者可酌用清暑药品以防中暑，南方山区重峦叠嶂，正是瘴气发动之时，入山应酌服避瘟除瘴的保健药品。素有痼疾，喜发于冬季者（如咳喘等），可借夏日平稳之时，服用扶正培本药物，使元气渐旺，体质复壮，逐渐减弱、制止疾病的发作。行针上，夏气在孙络（即细络），刺宜浅，避免"夏刺经脉，血气乃竭，令人解㑊，夏刺肌肉，血气内却，令人善恐；夏刺筋骨，血气上逆，令人善怒"。

夏秋之间，属长夏季节，主湿。此季多雨水，湿气重，温度高，多汗喜饮，故贪凉过饮，可生内湿，天暑地湿，易受外湿，应注意不在湿地久停、坐卧，不恃勇冒雨，不过嗜肥甘脂酒，以免湿蓄于脾，运化失健，酿生百疾。

秋季养生　秋属金，主收养肺气。秋三月，天气肃杀，地气清明，到了收获成熟的季节。起居应早卧早起，以应天地内收之气。情志上要安定平和。可出游郊野，观赏秋天景致；喜静者可临书摹画，使胸怀舒畅，情志安宁。衣着上，初秋炎夏之气未尽，人之一夏所感暑气未退，故衣着仍以单衣为主，只是早晚逐渐凉快，年老体弱者应避免着凉。中秋早晚虽凉，但午间尚较热，故不宜多穿，早晚适当增加衣服。晚秋则由凉转冷，要根据体质、状态、气候、时间增减衣服。饮食上，经一夏之消耗，体力损耗，胃口转佳，且秋日百物收成，瓜果丰盛，饭菜上要注意食欲好而量不太过，质不过丰，味不过厚，瓜果鲜而食有节制，不能贪食无度，尤其注意洁净，以免发生泄泻、痢疾等疾病。有苦夏现象可酌情增加饮食营养，补充夏日之损失；但无此现象者，不可厚味太过，以免痰湿积滞或致肥胖。药养上，秋季气候转燥，无湿邪停蓄

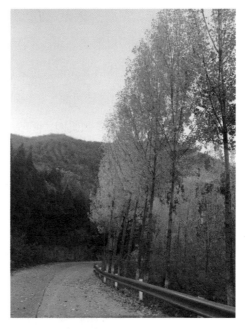

者可以酌用滋润之品，有痰咳旧疾者酌服润肺化痰药以防止旧疾发作。行针上，秋气在皮肤，浅刺勿深。防止"秋刺经脉，血气上逆，令人善忘；秋刺络脉，气不外行，令人卧不欲动；秋刺筋骨，血气内散，令人寒栗"。

冬季养生 冬属水，主藏纳肾气。冬三月，天寒地冻，万物闭藏，阳气收敛于内，寒水当令。起居应早卧晚起，以待日光，收敛潜藏，不妄泄阳气于外。居处宜保暖，冷风不宜直入，户外活动时不使衣着过于单薄，年老体弱者不在户外逗留过久，室内外温差过大者注意御寒。不带汗外出，受冷风刺激不拥炉烤火。不沐浴过频，以免汗多伤阳，不在浴室过久，避免汗泄太过而晕厥。不可久坐户外，宜活动以使阳气旺于内，不为寒侵。衣着上，应注意保暖，特别是背、腹、关节等处。老年人则既保暖又不能过于臃肿，而使行动受限。宜着厚底鞋以保持足部温暖。易患头疼者应护前额，咳喘者保护胸背，均可避免因寒诱发。饮食上，冬令严寒，人体正可接受温补而不致有副作用，故而是进补的好时机。老年人肝、肾虚亏，侧重于补肝肾；脑力渐弱，应进食脊骨、核桃等类补脑生髓；羊肉补血，冬季正宜火锅类食品；大病初复，一般补品无妨。饮酒在冬季可以御寒、活血、

通经，黄酒最佳，白酒应少用。脏腑结热者可选用甘寒滑润之品，包括水果、蔬菜、豆类、海味等滑以泄热，润以助阴。药养上，以温阳补肾为首要，可咨询医师开补药，视身体具体情况决定。总之，阴阳气血，五脏六腑，视其应补者补之。行针上，冬气在骨髓，进针可深。"冬刺经脉，血气皆脱，令人目不明；冬刺络脉，内气外泄，留为大痹；冬刺肌肉，阳气竭绝，令人善忘"。

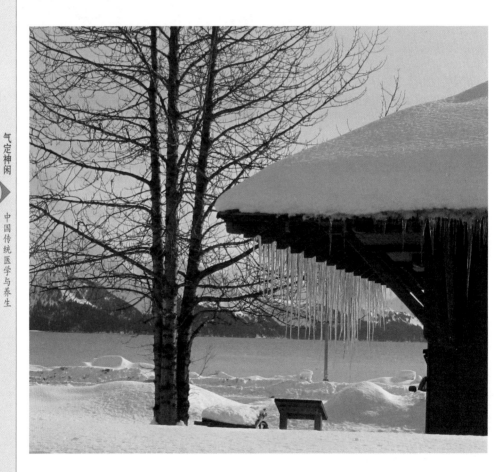

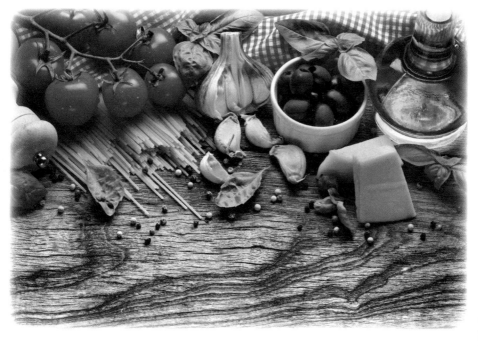

第三章　饮食调养

饮食调养是根据中医理论指导人们合理摄食，促进健康、治疗疾病的养生方法。本章中饮食调养的所有内容不是针对企业用于保健品的商业用途，仅供家庭饮食调养者查看。

中国古代已积累许多有关饮食调摄的经验，据《中国医籍考》（1831）记载有专门著作40多种，但大多失传。现存较重要的著作有元代忽思慧著《饮膳正要》、明代李时珍补辑的《食物本草》等。此外，养生类书和其他类书中对饮食调摄也多有涉及，如宋代苏轼的《东坡养生集》，元代汪汝懋的《山居四要》，清代曹庭栋的《老老恒言》及一些本草类、医案类、医著类文献等。

原则　中医认为食物与药物一样，具有寒热温凉、补泄滑涩、润燥升降等性质，因而根据人体状况取舍食物，是饮食调摄的基本原则。如体胖者宜粗、宜蔬、宜少、忌精、忌厚；体弱者宜补、宜精、宜适量。体偏寒者宜多进温热性食品而忌过食寒凉诸物；气血热实、易生疮疖者，宜食寒凉滑润食品而忌食辛热燥涩食

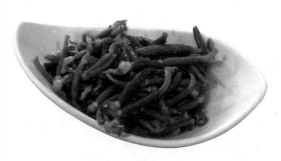

物。儿童正当成长发育，食肥饮甘以助其生，忌性质过烈、过于黏腻或有毒之物，而宜甘咸适宜，寒温不过之品。妇女经期忌食大凉、大热、大腻之物，宜食平和之品等。

从季节、气候等环境因素来说，其总的原则是饮食以减其偏盛而助体内阴阳之平衡。地居温湿环境，宜食稍辛凉、辛燥之品，忌收敛，黏滞；地处高寒，宜食厚味温热，忌过用寒凉。春季宜选食助生发之气而忌食有碍者；冬季宜食甘温补益忌过用寒凉；夏季宜清淡为主；秋季宜爽滑平和等。

内容　中医饮食调摄的主要内容包括食性、食养、食节、食疗及饮食禁忌等。

中医认为各种物品均有自己的特性，食物也有四气、五味、有毒无毒、归经等不同特点。这与它们的生长环境、生长季节、颜色等不同也有关。如生于南方者性多温热，生于北方者性多寒凉；生于高冈、阳光充足者性多温热，生于低洼背阴处者性多阴寒；生于夏季者性多温，生于冬季者性多凉。黑色多能助肾，黄色多可补脾，红色常能养血，白色常能益肺等，但不是绝对的，还与其本身特点有关。又如食物的五味各有所入，甘多入脾、苦多入心，花多升发而子多降下等。（见食性）

饮食可以益人也可害人，饮食物之性味与人本身需相合则益人。如盛夏多汗而喜饮，绿豆能解暑毒；老人肾气衰、脑髓减，故应食补肾健脑之品；温病初愈津液被伤，应选甘凉或甘平而能滋养津液者为好；产妇气血大虚，亟待恢复，以进食补益气血者为佳等。（见食养）

饮食不仅果腹，还可助疗疾去病。如山楂消肉积、蜂蜜可治便燥、茶叶可辟瘴气等。病人用药期间需注意与食物

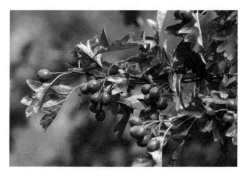

气定神闲　中国传统医学与养生

的相和相反，注意不因饮食而影响药效的发挥。如服用发散药时，应忌进食收敛性食物；服用清热泻火药时忌进食辛辣、油腻、火烤食品。此外，注意利用饮食以帮助药力发挥。（见食疗）

饮食调摄应合理而有节制。一日三餐、一年四季、老幼强弱、妇女怀孕胎产、体质之偏盛偏衰，均有合理进食的问题。如老幼宜少吃多餐；孕妇初期恶阻（妊娠恶阻：又称"子病""病儿"。不同于轻度的早孕反应，多因脾胃虚弱或肝胃不和导致冲气上逆、胃失和降）明显，挑食、所食不多，中后期饮食渐转正常，不能恣意过食，也不能刻意节食，要能保证胎儿生长发育的需要，又不致因过食而致难产。

［食性］

食性指食物的性能，包括气、味、归经、升降浮沉、有毒无毒等。针对不同人的体质及病情，合理地饮食，可起到强身健体，养生治病的作用。前人将每种食物具有的若干特性和作用称为食物的偏性，认为它能调和阴阳气血，加强脏腑功能，从而使人体保持健康的状态。

历史及文献 食性是前人通过长期的实践概括和总结出来的，并以阴阳、脏腑、经络、辨证、治则、养生等中医学理论作为指导，以使人们有效、合理地选择食物。现存最早的医学典籍《内经》已将食物分为辛、甘、酸、苦、咸五种味，并指出不同的味各归相应的脏腑，即酸入肝、苦入心、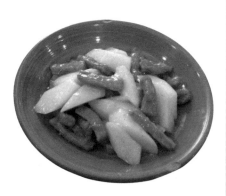甘入脾、辛入肺、咸入肾。还论述了五味的不同作用及过食五味所导致的疾病。后世医家在此基础上不断丰富和完善了食性的理论。

现存的介绍食性的著作颇多。主要有唐代孟诜的《食疗本草》、孙思邈的《千金要方》，元代忽思慧的《饮膳正要》，明代朱橚的《救荒本草》，清代王孟英的《随息居饮食谱》、章穆的《调疾饮食辨》等。

内容　食性的理论内容较多，主要有四气、五味、升降浮沉、归经、有毒无毒等。它们高度概括了每种食物的性能和作用。掌握了食物的这种功效和性能，对于指导人们合理、科学地选用食物，以养生治病具有重要意义。

食气　食物的寒、热、温、凉四种性质，也称四气。由于寒和凉、温和热只是程度上的差异，因此一般只将其分为温热性和寒凉性两大类。不同的食物具有不同的气、味，因而其功用也不同。食性的寒热温凉，能通过食物作用于人体所发生的反应中表现出来。可以减轻或消除热证的食物，一般属于寒性和凉性，如西瓜、苦瓜有清热解暑、泻火解毒的作用，表明有寒性。反之，能减轻或消除寒证的食物，一般属于温性或热性，如羊肉有温中散寒、益气助阳的作用，则表明有热性。此外，许多食物的寒热性质不很明显，有些属微寒或微温，则归入平和性类。但其仍未超出四气的范围。

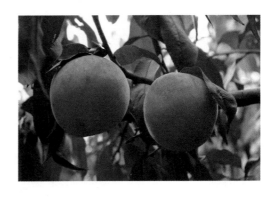

食味　辛、甘、酸、苦、咸五种味道，也称五味。食物的味道不同，其功用也往往不同。如辛味有发散、行气、行血的作用，常见的如生姜、葱、陈皮等，可用于治疗表证或气血阻滞的病证；甘味有补益、和中等作用，食用的大多数食物都具有甘味，常见的有小麦、稻米、黑大豆及肉类等，可日常食用或用于治疗虚证；酸味有生津、收敛、固涩的作用，许多水果都具有此味，如梅、杏、李、桃、石榴及山楂等，可用于治疗津液不足及滑脱等证；涩味归于酸味，与酸味的作用相似，一般具有酸味的食品往往也具有涩味，如乌梅，具有敛肺、涩肠、生津、安蛔的功效；苦味有燥湿和解毒的功用，如槟榔、苦瓜等，可用于治疗暑湿热毒所致的各种病证；咸味有软坚散结的作用，常用的如海带、紫菜等，可用于治疗瘰疬、痰核等病证；另外还常见淡味，有渗湿、利尿的作用。由于各种食物都有气和味，因此，必须将两者综合起来，才能认识和掌握每一食物的全部性能，以及食物之间同中有异的特性，进而恰当地选用食物。如同属温性的两种食物，有辛温和甘温的不同，其作用也不同，辛温重在发散，甘温重在补益。

归经　食物对机体某部分的选择作用，主要是对某经或某脏腑发生明显作用，而对其他经或脏腑作用较小，甚至不发挥作用。如同属补益类的食物，但有补肺、补心、补肾、补脾的不同。桑葚偏于补肾，龙眼重在养心，大枣长于补脾等。食物的归经理论在指导合理饮食、养生和治病中有重要作用，如某经的病变，选用归该经的食物，往往能取得较好的养生治疗效果。在应用时，还必须将归经与四气五味等性能结合起来。因为同一脏腑经络的病变，有寒、热、虚、实的不同，治法也相应地有温、清、补、泻的差异，所以除了解归经外，具体应用归某经的食物时还要加以分析。如同归肺经的食物，有清肺、补肺、润肺及敛肺的不同。在临床实践中，由于脏腑经络病变会相互影响，所以在应用食物时，也需综合考虑。如在治疗脾肾两虚证时，往往是补肾与补脾的食物同用，效果较好。

升降浮沉　食物作用的趋向性。升是上升，降是下降，浮表示发散，沉表示泄利等。一般来说，凡具有升阳发表、祛风散寒等功效的食物，都能上行向外，表示其有升浮之性；凡具有清热、泻下、降逆、收敛及固涩等功效的食物，都能下行向内，表示其有沉降之性。食物的升降沉浮与其性味有密切的联系。一般升浮的食物，大都具有辛、甘味和温热性，如姜、酒等；能沉降的食物，大都具有酸、咸、苦味和寒、凉性。

有毒与无毒　在介绍食性的本草书中，常在每一种食物的气、味下，标明"有毒"或"无毒"，毒有广义和狭义之分，广义的毒是指药物和食物的偏性；狭义的毒是指具有一定毒性和副作用的药物和食物。在书中，大多指的是狭义的毒。但在今天看来，古代许多标明有毒的食物，未必确属有毒。

常用食物的性质和功用　常用食物分为谷类、豆类、蔬菜类、水果类、干果类、畜产类、禽类、水产类、调味品及饮料类十类。

谷类　谷物的性味大多甘平、无毒，具有补益气血，益胃健脾之功，部分略偏凉或偏温，无大寒大热之品。常用的有稻米、小麦、大麦、玉米、薏米、糯米等。

豆类　大多甘平，均有健脾和胃、化湿利水之功，可长期食用。常用的有黄大豆、黑大豆、赤小豆、蚕豆、白扁豆、豌豆等。

蔬菜类　大多甘平或甘凉，部分有苦味。具有健脾和胃，充饥益气力，清热解暑，利水除湿，润燥滑肠，生津止渴等多种功用。本类食物品种甚多，且因地域的不同，食用的种类也不同。常见的有白菜、

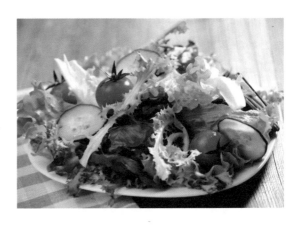

菠菜、芹菜、苋菜、黄瓜、苦瓜、茄子、西红柿、冬瓜、萝卜、胡萝卜、藕、马铃薯、山药、红薯、香菇、蘑菇、海带、韭菜、辣椒、大蒜、葱等。

水果类　以鲜品供生食，大多味甘或酸，性偏寒凉或平，具有清热解暑，生津止渴，润肺化痰，通利二便等多种功用。常用的有梨、苹果、梅、杏、桃、李、石榴、橘、枇杷、山楂、桑葚、荔枝、龙眼、西瓜、杨梅等。

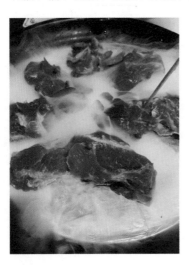

干果类　多系植物的果实或种仁，晒干后食用，部分亦可生食（如莲子）。性味多属甘平，其功用以补益为主。常用的有花生、芝麻、莲子、大枣、核桃等。另有部分可驱虫，如南瓜子、榧子等。

畜产类　本类食物为家畜和野生哺乳动物的肉、内脏、乳汁。常用的肉（内脏）有猪、牛、羊肉。乳汁以牛、羊为主。畜肉的食性较不一致，或甘温（如羊肉），或甘平（如猪肉、牛肉）。

本类食品具有滋补强壮的作用。家畜之内脏，包括心、肝、肺、肾、胃（肚）、血、髓等，味均鲜美，其他如胆、脬（膀胱），因其味苦或气腥，故不作食用。家畜之内脏的食性与畜肉相同或相似。如猪肉甘平、偏凉，内脏也偏凉，唯羊肝性凉，与羊肉有异。家畜内脏各归其同名之经，如畜心归心经，畜肝归肝经。所以，食用时，须依据以脏补脏的原则进行。如诸畜心，入心经，补心，善治惊恐善忘、怔忡失眠等。乳汁之性味也与畜肉相似，唯其更为平和。乳汁由气血化生而成，能补五脏，润肌肤，益气血，生津液，止消渴。此外，羊乳温服可治卒心痛，牛乳能清热解毒，益十二经脉。在某些地区，人们还食用以牛羊乳制成的酪、酥、醍醐，其性味甘凉，可滋阴润燥，养营清热，止渴耐饥，酥油润肠通便之效尤佳。

　　禽类　本类食物为家禽或野禽的肉、蛋、血及内脏。常用的有鸡、鸭、鹅等。除鸭肉甘凉外，其他大都甘平，入脾、胃两经，主要功用为补益强壮脾胃之气。禽血及内脏的性味功能与禽肉相似，其食用方法和原则与畜内脏相同，可以参照。唯禽血的性味功能与禽肉略有不同。

　　水产类　本类食品种类繁多，主要有海参、海蜇、虾、蟹及各种鱼。其性味以甘平、甘温，或咸温、咸寒为主，其功用以补益见长。因性味的不同，而有补气、养血、滋阴、助阳之差异。

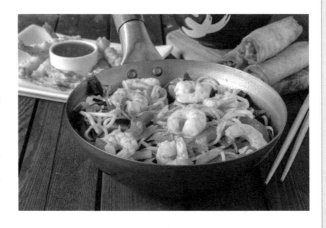

　　调味品　本类食物一般作为膳食的辅助品。常用的有糖、醋、酱、花椒、食盐等。其食性较不一致，有甘温、甘平、辛温、咸寒多种。

　　饮料类　主要有酒、蜂蜜、茶叶、井水及泉水等。饮料类食物性味较不一致，功用也不同。

［食养］

食养是根据人的不同体质、年龄、性别及气候、地理等环境因素的差异，选择适宜的饮食以调节人体脏腑功能，滋养气血津液，强身健体，预防疾病的养生保健方法。这部分内容不适合用于生产经营。

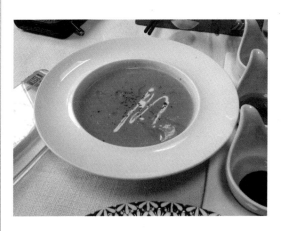

饮食是为机体提供营养物质，维持人体生长、发育乃至保证生存的不可缺少的条件。中国古代养生家、医家已经认识到饮食与生命的重要关系。他们从长期的实践中认识到，人们只要能根据自身的需要，选择适宜的食物进行调养，就能保证健康，益寿延年。中医学历来强调饮食调养，重视饮食的养生保健作用，认为"食治则身治"。就是说饮食调养得宜，身体就会健康，也就防止了疾病。唐代《千金要方》中指出："安身之本，必资于食。不知食宜者，不足以存生也。"辨证施食是中医食疗的特点之一，食养同样应当遵循这一原则。

不同体质者的食养　人体素质有强弱之异和偏寒偏热之别，必须根据人的不同体质进行食养。①气虚体质者。多表现为少气懒言，疲倦乏力，食欲不振，不耐劳动，稍动即感气短、汗出，平时易感冒等。宜常食补气健脾之品。因脾为气血生化之源，故补脾是补气的主要方法。常选食山药、莲米、薏苡仁、芡实、糯米、红枣、猪肉、猪肚、鸡肉、鲫鱼等，膳食如山药莲米粥、山药包子、八宝糯米饭等。②血虚体质者。多表现为面色苍白或萎黄，唇色、指甲淡白，心悸怔忡，头晕眼花，健忘失眠，手足发麻，妇女行经量少色淡等。宜常食补血之品。中医认为"气为血帅"，气旺则血生，故在补血的同时常配伍补气之品，气血双补。常选食当归、桂圆肉、枸杞、桑葚、猪心、猪蹄、鸡肉、菠菜、胡萝卜等，膳食如菠菜肝片、桂圆肉粥、桑葚里脊等。③阴虚体质者。多表现为形体消瘦，手足心发热，两颧发红，潮热盗汗，虚烦不眠，口燥咽干，大便干结等。宜常食滋阴养液润燥之品。常选食银耳、蜂蜜、雪梨、芝麻、黑豆、百合、鸭肉、猪蹄、鸡蛋、牛奶等，膳食如银耳羹、百合煨瘦肉等。④阳虚体质者。多表现为神疲乏力，面色㿠白，嗜睡畏寒，口淡不欲饮，喜温喜热食，性欲减退，入冬四肢冰冷，或遇寒凉、食生冷则腹痛或便溏，或尿后余沥不尽，或小便频数，或阳痿早泄等。宜常食温补阳气之品。常选食核桃肉、羊肉、虾、韭菜等，膳食如韭菜粥等。

　　人的体型不同，体质状况也不一样。中医认为肥胖之人多有气虚和痰湿内蕴，表现为动辄气短、心悸、自汗、乏力易困倦、嗜睡、痰多等，食养应从健脾益气、化痰除湿着手，可选食薏苡仁、茯苓、赤小豆、冬瓜、豆芽、莴苣、山楂、鲤鱼等，膳食如冬瓜粥、薏苡仁粥、茯苓饼、鲤鱼汤等。瘦弱之人多因脾胃虚弱、气血生化之源不足、肌肉得不到精微物质的营养，食养以健脾益气为主，可选食山药、莲米、糯米、香菇、猪肉、猪肚、兔肉、鸭肉等，膳食如莲米猪肚、山药汤圆、枣

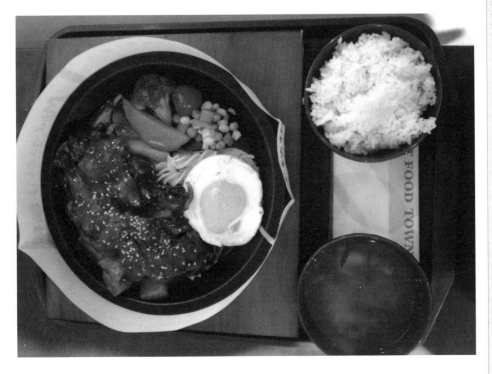

莲蛋糕等。此外，瘦人多阴虚火旺，如常感口干咽燥、心烦失眠、手足心发热、大便干燥等，每食辛辣之物或油炸燥热之品就口臭发干等。食宜养阴滋液润燥，可选食银耳、百合、蜂蜜、黑豆、雪梨、豆浆、牛奶等，膳食如蜂蜜银耳、百合绿豆粥等。

不同年龄者的食养　人的一生要经历从儿童到青年、壮年、老年的过程，人体气血盛衰和脏腑功能随着年龄增长而发生不同的变化。因此，应根据各个年龄阶段的不同生理状况进行食养。小儿生机旺盛，稚阴稚阳，脾常不足，而且饮食不知自节，稍有不当就会损伤脾胃，伤食为患。食宜健脾消食，常选食山楂、山药、茯苓、板栗、猪肚、猪瘦肉、鸡蛋、牛奶、蜂蜜等，膳食如山楂糕、山药茯苓包子、猪肚汤等。肾为先天之本，人的生长发育中肾起着极为重要的作用。小儿肾气未充，牙齿、骨骼、智力尚处于发育中，故应适当补益肾气，以促进生长发育。可选食核桃肉、黑芝麻、黑豆、桑葚、枸杞子、猪骨、猪肾等，膳食如核桃炖蜜糖、猪肾核桃粥、芝麻干、猪骨汤等。

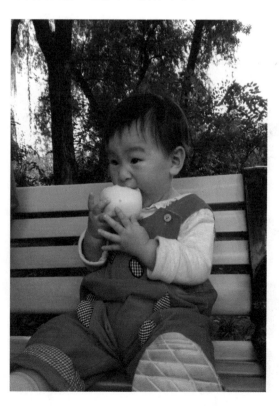

青壮年精力旺盛，气血充沛，无须专门补养。但有时自恃身强体壮、不注意劳逸结合、承受压力大、精神高度紧张、劳逸失度，易造成心脾或心肾不足，出现失眠多梦、健忘、心悸、食欲不振等。此时可食养心安神之品，常选食莲米、茯苓、山药、枸杞、桂圆肉、猪心、猪脑等，膳食如莲米猪心、枸杞肉丝、桂圆肉粥、茯苓饼等。

老年人生机减退、气血不足、阴阳渐衰，以脾胃虚弱、肾气渐衰为主，进食健脾补肾、益气养血之品，实为益寿延年、抗衰防老的关键。多选食人参、山药、茯苓、枸杞、当归、桑葚、核桃肉、芝麻、黑豆、银耳、韭菜、猪瘦肉、猪心、蛋类、奶类、海参、菠菜、胡萝卜、虾等，膳食如核桃鸡丁、红杞海参鸽蛋汤等。平时饮食宜清淡、温热、熟软。因其脾胃虚弱，故最宜食粥，如红枣糯米粥、山药粥、薏米莲子粥、芝麻糊等。

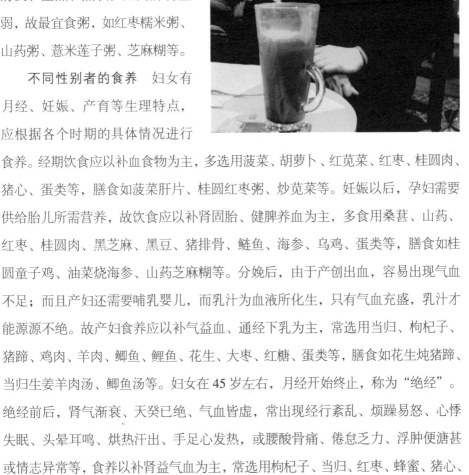

不同性别者的食养 妇女有月经、妊娠、产育等生理特点，应根据各个时期的具体情况进行食养。经期饮食应以补血食物为主，多选用菠菜、胡萝卜、红苋菜、红枣、桂圆肉、猪心、蛋类等，膳食如菠菜肝片、桂圆红枣粥、炒苋菜等。妊娠以后，孕妇需要供给胎儿所需营养，故饮食应以补肾固胎、健脾养血为主，多食用桑葚、山药、红枣、桂圆肉、黑芝麻、黑豆、猪排骨、鲢鱼、海参、乌鸡、蛋类等，膳食如桂圆童子鸡、油菜烧海参、山药芝麻糊等。分娩后，由于产创出血，容易出现气血不足；而且产妇还需要哺乳婴儿，而乳汁为血液所化生，只有气血充盛，乳汁才能源源不绝。故产妇食养应以补气益血、通经下乳为主，常选用当归、枸杞子、猪蹄、鸡肉、羊肉、鲫鱼、鲤鱼、花生、大枣、红糖、蛋类等，膳食如花生炖猪蹄、当归生姜羊肉汤、鲫鱼汤等。妇女在45岁左右，月经开始终止，称为"绝经"。绝经前后，肾气渐衰、天癸已绝、气血皆虚，常出现经行紊乱、烦躁易怒、心悸失眠、头晕耳鸣、烘热汗出、手足心发热，或腰酸骨痛、倦怠乏力、浮肿便溏甚或情志异常等，食养以补肾益气血为主，常选用枸杞子、当归、红枣、蜂蜜、猪心、猪肾、鸭肉、海参等，膳食如当归羊肉羹、枸杞核桃鸡丁、红枣莲米粥等。

男性往往担负着比较繁重的体力和脑力劳动。体力劳动者可选用莲米、红枣、花生、桑葚、豆浆、银耳、雪梨、鸭肉等，膳食如冰糖雪梨、清炖鸭肉等。脑力劳动者常因思虑过度损伤心脾、耗伤脑髓，导致气血不足。可选用补益气血、养心安神之品，如枸杞、桂圆肉、莲米、红枣、猪心、奶类等，膳食如猪肝羹、当归猪心汤、桂圆枸杞粥、冰糖莲子等。

　　不同季节的食养　自然界四时气候的变化对人体有很大的影响。春季，万物萌生、阳气升发，人之阳气也随之升发，食宜扶助阳气，可选用红枣、花生、豆豉、大小麦、葱，膳食如葱爆肝片、豆豉烧鱼、五香花生米、红枣粥等。夏季，万物茂盛，天气炎热而又多雨，食宜清热化湿、健脾开胃，可选用绿豆、赤小豆、乌梅、西瓜、雪梨、银耳、薏苡仁、莲米、兔肉、鸭肉等，膳食如绿豆粥、乌梅汤、薏苡仁粥、冰糖雪梨等。秋季，气候干燥，万物收敛，食宜养阴润燥，可选用雪梨、

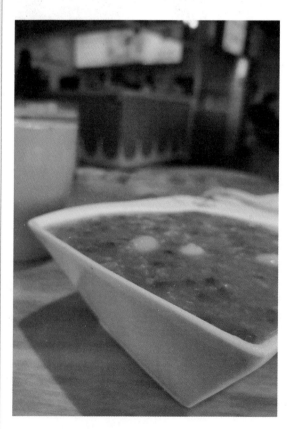

银耳、蜂蜜、百合、冰糖等，膳食如银耳羹等。冬季，万物伏藏，天寒地冻，容易感受寒邪，伤人阳气，食宜温补阳气，可选用羊肉、核桃肉、虾、韭菜、干姜等，膳食如当归羊肉汤、韭菜炒虾仁等。冬季是一年中最佳的进补时节，因为此时人体阳气收藏，容易吸收营养，特别是老年人更应在此时适当进补。

　　不同地域的食养　中国地域广阔，各地自然条件不同，故应根据不同地域的特点进行食养。如东南沿海地区，气候

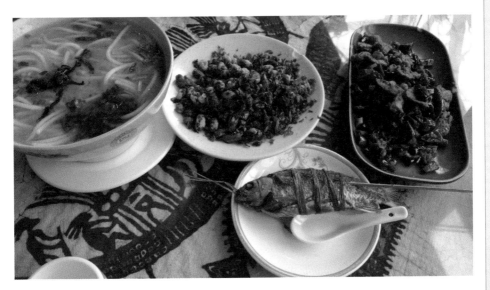

温暖潮湿，人们易感湿热，宜食清淡除湿的食物，常选用赤小豆、绿豆、薏苡仁、冬瓜、豆芽、萝卜、扁豆、鲤鱼、鲫鱼等，膳食如绿豆赤小豆粥、全鸭冬瓜汤等。西北高原地区，气候寒冷干燥，人们易感寒受燥，宜食温阳散寒、生津润燥的食物，常选用银耳、雪梨、葡萄、蜂蜜、豆浆、百合、冰糖、板栗、核桃肉、羊肉、韭菜、虾等，膳食如冰糖银耳羹、板栗烧肉、清炖羊肉等。

老人食养

合理调配饮食，以维护老年人群的健康，衰老进程的养生方法。从现代人的生活及寿命看，大约在40～50岁以后，开始进入体能下降、体质衰退的阶段，虽然此时人们从心理上尚未感觉到老的来临，实质上却已经开始了衰老的进程。因此，科学地进行延缓衰老的努力，应从此时就开始。《灵枢·天年》篇指出："人

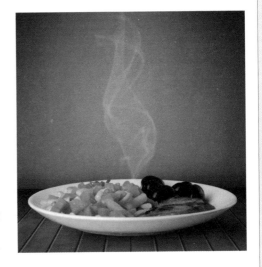

生……五十岁肝气始衰，七十岁脾气虚，八十岁肺气虚，九十岁肾气焦，百岁五脏皆虚。"可见，随着年龄的增长，人体内各脏气的机能会逐渐衰退。而对于老年人来说，食养的防病抗衰作用尤其重要。宋代陈直的《养老奉亲书》中说："缘老人之性，皆厌于药而喜于食，以食治疾，胜于用药。况是老人之疾，慎于吐利，尤宜用食以治之。"重视食养是历代长寿老人保持健康的秘诀之一。

延年益寿 在人体的衰老过程中，脾、肾二脏最为重要，因为脾为后天之本，主运化，为气血生化之源；肾主藏精，主纳气，为先天之本。因此，抗衰益寿要抓住脾胃虚弱、肾气渐衰这两个关键环节，在食养中以健脾和补肾为主。

《养老奉亲书》指出："高年之人，真气耗竭，五脏衰弱，全仰饮食以资气血。"人到老年，脾胃功能减弱，影响食物的消化吸收，必然致气血生化乏源，食养以健脾益气为主，可选用茯苓、山药、莲子、白扁豆、香菇、猪肚、大枣、粳米等，配制成山药茯苓包子、茯苓蒸糕、山药汤圆、枣莲蛋糕等。由于高龄之人牙齿缺损、消化液分泌减少，所食之物应选易于消化者，最宜食粥，可选用大枣粳米粥、山药鸡子黄粥、薏米莲子粥、茯苓白扁豆粥等。平时饮食应以清淡、熟软为主，进食时注意细嚼慢咽、寒温适中，以"热无灼唇、冷无冰齿"为宜。

中医学认为，肾为元阴元阳之宅，肾主藏精，肾气是否健旺，决定着衰老的速度和寿命的长短。在食养中选用补肾食物，常可延缓衰老的进程。但补肾应注意区分肾阳虚证和肾阴虚证的不同。肾阴虚可选用滋补肾阴的食物，如芝麻、黑豆、

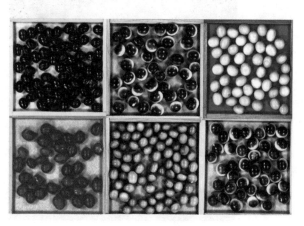

枸杞、桑葚、牛乳等，配制的膳食如枸杞猪肝瘦肉汤、枸杞炒腰花、清蒸山药烤鸭、枸杞牛肉块等。肾阳虚可选用核桃仁、栗子、韭菜、豇豆、羊肾等，配制成韭菜粥、素炒豇豆、羊肾粥、核桃仁炒韭菜等膳食。

聪耳明目 高龄之人，由于肝血肾精不足，不能上荣于目，容易出现两目干涩、视物昏花、星点翳障等目疾。同样，由于肾精亏虚，不能上荣耳窍，易致耳内鸣响，或如蝉鸣、或如潮声，听力减弱，甚至听觉完全丧失。食养宜滋养肝肾、补益气血。常用具有明目增视作用的食物有羊肝、猪肝、黑芝麻、奶酪、蛋类、乳类、枸杞子、菊花、苦瓜、胡萝卜、菠菜、南瓜、绿叶类蔬菜、虾皮、鱼类等。膳食可选用芝麻枸杞粥、韭菜炒羊肝、枸杞桃仁鸡丁等。常用的具有聪耳助听作用的食物有猪肾、羊肾、山药、牛奶、核桃、莲子、黄花菜、刀豆、苋菜、黄豆等。膳食可选用猪肾粥、莲子粉粥等。

强筋壮骨 中医学认为，肾主骨，腰为肾寄居之处，肝主筋，脾主肌肉。年老之人肝、脾、肾功能减弱，常出现腰腿活动不灵活、动作笨拙迟缓，更甚为腰膝酸痛、筋骨无力。由于肾气渐弱，骨质变脆，出现牙齿松动脱落，易发生骨折和骨质退化性疾病，如骨质增生、颈椎、胸椎、腰椎等处的肥大性关节炎、脊柱弯曲等。食养时应选用补益肝肾、强筋壮骨的食物，如枸杞、猪脊髓、猪腰、黄花菜、韭菜、虾皮、猪瘦肉、牛肉、莲子、栗子、豌豆、羊肉、羊肾、豆制品、茯苓、山药、牛骨、猪骨、桑葚等。膳食可制成茯苓羊肉包子、桑葚枸杞粥、羊脊骨汤、枸杞羊肾粥、韭菜炒虾仁、莲栗糕、萝卜炖排骨汤等。

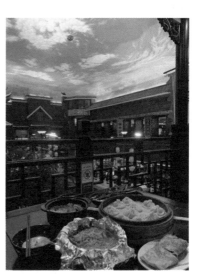

健脑安神 中医学认为脑为髓之海，髓海不足则表现为难眠易醒，反应迟钝，近事遗忘，精神呆滞，甚而幻听幻视。脑的功能还与心、肾关系密切，因为肾主骨、生髓，通于脑、心为精神之所会。健脑安神之品很多，常用的有桂圆、芝麻、山药、桑葚、枸杞、薏米、芡实、海参、莲子、葡萄干、核桃仁、淮小麦、茯苓、藕等。常用的膳食有山莲葡萄粥、栗子桂圆粥、桂圆莲子粥、核桃仁粥、蜜渍龙眼、枣仁粥等。

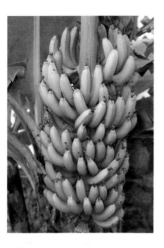

润肠通便　年老之人由于肠道津亏，传导无力，易致习惯性便秘。食养时应选用具有滋阴润肠作用的食物，如郁李仁、蜂蜜、核桃仁、香蕉、菠菜、芝麻、牛乳等。同时还要配合一些含粗纤维的蔬菜瓜果，增强肠蠕动，如白菜、芹菜、韭菜、萝卜等，制作成鲜笋拌芹菜、核桃仁粥、郁李仁粥、桑葚粥、桑葚芝麻糕、猪油蜜膏、槐花猪肠汤、海参炖鲍鱼、香蕉冰糖汤等膳食。

妇幼食养

　　针对妇女不同时期的生理特点及特殊需求，以及小儿发育成长的需要，合理调配饮食使之得到满足的养生方法。

　　女性因有月经、妊娠、产育等生理阶段，在饮食养生时，除应符合食养的一般要求外，还应根据妇女各个阶段的生理特点，确定相应的食养原则。

　　经期食养　妇女月经生理主要关系到肾、肝、脾三脏，及精、气、血。在饮食调养上，宜以补肾健脾、养血疏肝为原则。青春期少女，肾中精气初盛，机体发育尚未完全成熟，应以补肾益精为主，可选用海参、乌鸡、枸杞子等，膳食如海参羊肉汤、枸杞炖乌鸡等。

　　肝主藏血、主疏泄，下注血海而为月经。中年妇女，因经、孕、产、乳，数伤于血，而致肝失所养，肝气易于郁结，因此在经期前宜疏肝为主，经期后宜养肝为主。疏肝解郁的食物有陈皮、玫瑰花、白梅花、茉莉花、麦芽、薄荷、柚等，可配制成薄荷茶、陈皮粥、玫瑰花茶、茉莉花茶等。补养肝血的食物有

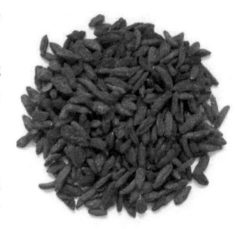

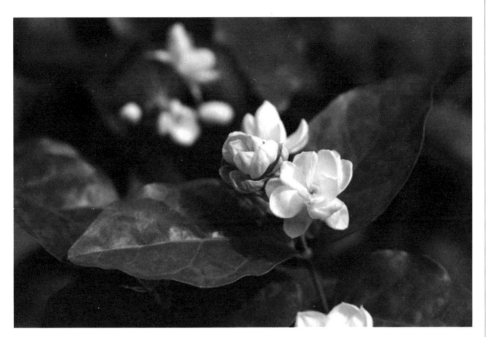

阿胶、海参、猪肝、红枣、芝麻、枸杞、木耳等，可制成阿胶枸杞膏、红烧海参、猪肝大枣汤、红枣粥等膳食。虽然月经是正常的生理现象，但毕竟每次月经失血总量约 50～80 毫升，所以在经期的保健饮食中，可增加补血的食物，如胡萝卜、红苋菜、菠菜、大枣、桂圆、蛋类、虾皮、猪肝、贝类、奶制品、豆制品等，膳食如芝麻肝、木耳红枣羹、糖渍红枣、炒苋菜、桂圆红枣粥等。此外，经血遇热则行、遇寒则凝，所以经期应忌食生冷或寒性食物，如螃蟹、海螺、蚌肉、冰镇冷饮等，以及辛辣刺激食物如辣椒、大葱、韭菜、肉桂、干姜等。

妊娠期食养　饮食调养对妊娠期妇女具有非常重要的意义。由于妊娠母体脏腑经络之血注于冲任经脉，以养胎元，故此期妇女多表现为阴虚阳亢状态，应进食甘平、甘凉补益食物，避免食用辛辣、腥膻之品。妊娠初期出现恶心、呕吐、食欲不振等妊娠反应者，可进食健脾、和胃、理气类食物，如山药、大枣、茯苓、生姜、莲子等。膳食如姜汁甘蔗等。不宜吃油腻、带腥味或过甜的食物。怀孕早期胎儿尚未形成，易致胎动而坠，可选用一些补肾安胎的食物，如核桃仁、山药、栗子、莲子、鸡肉、海参等，膳食如海参炖肉、枸杞山药炖鸡、核桃粥、莲栗糕等。

妊娠后期，由于胎儿逐渐长大，影响母体气机升降，少食胀气和涩肠类食物。为了保证母子健康，必须注意孕期的饮食营养，选用一些健脾养血的食物，如山药、大枣、核桃仁、阿胶、桑葚、桂圆、豆制品、乳制品、蛋类、鱼类、芝麻、猪肝、

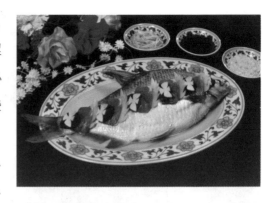

海参、虾、鸡等，膳食如淮药芝麻糊、枸杞蛋汤、阿胶炖肉等。孕期饮食禁忌主要为活血类食物、滑利类食物、大辛大热类食物及烟、酒等。

产后食养　妇女产后具有气血虚弱、瘀血内阻多虚多瘀的生理特点，产后食养宜以补益气血、活血化瘀为原则，在应用时要根据产妇的具体情况有所侧重。新产之后，只有气血充盛，才能促进产后恢复和满足哺乳需要，此时应选用一些补气益血的食物，如枸杞、猪蹄、鲫鱼、鲤鱼、海参、鸡肉、牛肉、猪肝、牛乳、龙眼肉、藕粉、粟米、小米、蛋类、花生、大枣等。膳食如阿胶米酒鸡蛋汤、花生炖猪蹄、清炖母鸡、海参羊肉汤、人参炖鸡、小米鸡蛋粥、大枣粥、枸杞肝片汤、鲫鱼汤等。新产后胞宫未复，瘀血内阻，选用一些活血化瘀食物，促进胞宫恢复和瘀血排尽，常用的食物有山楂、茖蒠菜、韭菜、黑木耳、红糖、藕、甘薯等，可制成茖蒠菜粥、藕汁红糖饮、排骨炖藕等膳食。

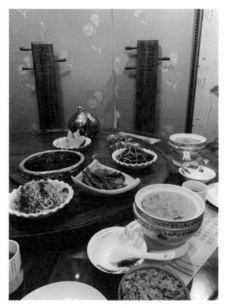

更年期食养　妇女在45～55岁之间，也就是绝经前后，由于肾气渐衰、天癸已竭、气血皆虚，往往出现一些症状，如经行紊乱、头晕耳鸣、心悸失眠、烦躁易怒、烘热汗出、五心烦热甚或情志异常等。此期食养应以补肾益气血为主，可选

气定神闲 中国传统医学与养生

用枸杞、大枣、蜂蜜、海参、豌豆、山药、莲子、百合、绿豆、核桃仁、芝麻、蘑菇、海带、木耳、蛋类、瘦肉、鱼类等，膳食如枸杞肉丝、百合大枣粥、枸杞银耳羹、桂圆莲子粥等。

儿童食养　儿童时期的生理特点是生机蓬勃、发育迅速，但脏腑娇嫩、形气未充，体质和脏腑功能均较脆弱，因此对各种营养物质的需求较高，食养调摄不慎即易罹病，儿童食养应注重以下两个方面。①健脾益气。脾胃为后天之本，主运化水谷和输布精微物质，是小儿生长发育所需营养物质的根本，只有脾胃功能健运，营养才能充足。而儿童"脾常不足"，同时饮食不知自节，稍有不当，就会损伤脾胃，从而妨碍其对营养物质的吸收，所以食养应选用健脾胃、助消化之品，如山药、茯苓、大枣、莲子、芡实、扁豆、豇豆、猪肚、鲫鱼、山楂、麦芽、谷芽、萝卜等，膳食如山药粥、茯苓饼山楂粥、山楂糕、萝卜饼等。由于幼儿咀嚼和运化功能均未臻成熟，因此食物应选用易于消化之品，不宜食用质硬、过于油腻及刺激性食物，在调味上宜于五味调和，不耐饮食过偏，大辛、大热食物易耗损小儿气血。此外，生冷或寒凉食物，易克伐脾气、损伤脾阳，小儿应避免过食此类食物。由于小儿饥饱不知自节，脾胃常易被饮食所伤，出现积滞、厌食等证，故应少食多餐，既满足生长发育需要的饮食精微物质，又照顾到小儿脾常不足的生理特点。②补肾

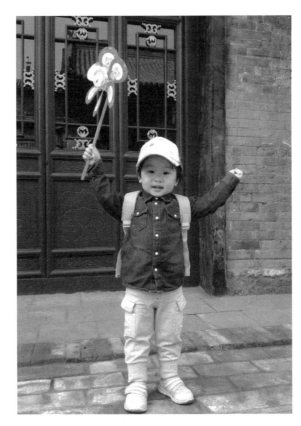

益精。肾藏精气，在人的生长发育中，肾起着极为重要的作用。小儿肾气未充，牙齿、骨骼、智力等尚处于发育中，因此补肾益精对于促进小儿生长发育具有重要作用，可选用海参、牛奶、蛋类、猪骨、猪肉、牛肉、蜂蜜、鱼、核桃仁、黑芝麻、板栗等，膳食如海参炖蛋、栗子泥、核桃糊、黑芝麻糊、琥珀核桃等。

病后食养

患者病后通过调配饮食，以达到兼顾清理余邪，并使体弱复健的养生方法。《内经》说："无毒治病，十去其九，谷肉果菜，食养尽之，无使过也。"以饮食调配清理余邪乃自然之理。《内经》又说："邪之所凑，其气必虚。"病后更虚，自当调补。只是禀赋不同，病伤各异。故调补之方向，选用之品各不相同。现将其分述于下。中医学历来就主张在疾病的康复期配合饮食调治，谓"谷肉果菜，食养尽之"，用饮食恢复人体的正气。食养与药疗一样，同样可因食物的寒、热、温、凉属性的不同，而功效各异，正如《本草求真》所说："食之入口，等于药之治病，同为一理。"病后康复者，由于所患病种不同、身体素质各异，机体的阴阳气血必然存在偏盛偏衰的不同情形，因此在病后康复食养时，一定要根据中医理论，辨别阴阳的盛衰、脏腑的虚实、气血的盈亏情况，合理地选择与之适宜的食物，以促进身体的康复。

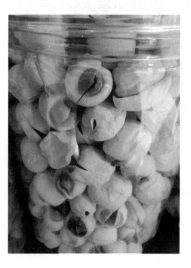

病后气虚者的食养　宜选用具有补气健脾作用的食物，如人参、山药、白扁豆、大枣、莲子、粳米、茯苓、马铃薯、牛肉、鸡肉等，膳食如山药炒鸡蛋、扁豆大枣粳米粥、茯苓莲子蒸糕、人参粥、马铃薯烧牛肉等。不宜食用行气破气类食物，以免更伤正气，辛烈类调味品也不宜食用，以免辛散耗气。

病后阳虚者的食养　宜选用温补壮阳类食物，如羊肉、羊肾、鸡肉、虾、韭菜、核桃仁等，膳食如炸核桃仁猪腰、羊肾粥、核桃粥等。

病后阴虚者的食养 宜选用滋补养阴类食物，如梨、百合、鸡蛋、牛乳、银耳、猪肉、鸭肉、枸杞、桑葚、西红柿、香蕉、蜂蜜、芝麻等，膳食如冰糖炖梨、鸭肉粥、百合粥等。

病后血虚者的食养 宜选用养血补血类食物，如葡萄、菠菜、胡萝卜、龙眼肉、落花生、荔枝、大枣、猪肝、猪心、阿胶等，膳食如蜜饯姜枣龙眼、花生衣红枣汁、花生粥、阿胶粥、菠菜猪肝汤等。病后气郁者的食养宜选用行气达郁的食物，如萝卜、薤白、橘、

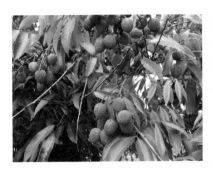

刀豆、荞麦、豌豆、陈皮、玫瑰花、茉莉花、白梅花等，膳食如白梅花茶、茉莉花茶、萝卜汤、豌豆汤、陈皮粥等。

病后瘀血未尽者的食养 宜选用行气活血类食物，如山楂、桃仁、月季花、陈皮、玫瑰花、藕等，膳食如山楂红糖汤、玫瑰月季花膏、陈皮桃仁粥等。

病后水湿未尽者的食养 宜选用健脾化痰、利水渗湿类食物，如冬瓜、赤小豆、竹笋、玉米须、薏米、茯苓、海蜇、莴苣、萝卜等，膳食如萝卜汤、萝卜饼、冬瓜赤豆汤、赤豆薏米粥、竹笋拌海蜇等。

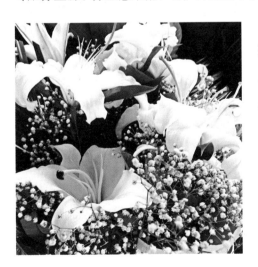

温热病后的食养 中医学的温热病区别于内伤杂病，其基本特征在于外感风、寒、暑、湿、燥、火六种致病因素，侵入体内化热而成。这类疾病在病愈之后，若调养失宜，常可致余邪残留不尽，或气阴亏耗、脾胃虚弱而难复。饮食调养对于温热病后期十分重要。若温热病后余热未尽，可选用芦根、竹叶、金银花、百合、苦瓜、

绿豆等，膳食如双花饮、竹叶粥、生芦根粥、百合绿豆粥、苦瓜瘦肉汤、绿豆汤等。若温热病后湿热停滞未尽者，可选用薏米、茯苓、扁豆、扁豆花、陈皮、丝瓜花、冬瓜等，膳食如薏米绿豆粥、薏米竹叶饮、扁豆粥等。温热病后气阴亏耗，可选用西瓜、粳米、银耳、雪梨、乌梅、玉竹、蜂蜜、百合、桑葚等，膳食如百合粥、桑葚汁、雪耳炖冰糖、玉竹瘦肉汤等。温热病后脾胃虚弱者，可选用山楂、山药、薏米、茯苓、陈皮、萝卜、西红柿等，膳食如山楂绿豆汤、西瓜番茄汁、萝卜饼、扁豆陈皮粥、山药粥、薏米茯苓粥等。温热病愈后，饮食调养宜少吃多餐，宜清淡，忌辛辣，宜进食有营养易消化食物，忌肥腻食品。

患疮疡后的食养　皮肤疮疡虽然部位不同，但大多属于中医阳、热、实证范畴，食养时宜选用清热解毒、凉血活血类食物，如丝瓜、苦瓜、西瓜、绿豆、赤小豆、竹笋、马齿苋、鱼腥草、蒲公英、菊花、金银花、仙人掌等，膳食如蒲公英蛋饼、绿豆粥、丝瓜豆腐汤、绿豆西瓜皮汤、苦瓜绿豆肉汤、薏米汤、凉拌马齿苋、银花菊花茶、素炒绿豆芽等。

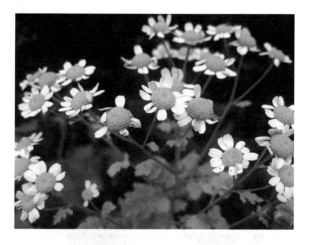

骨折后的食养　一般而言，骨折初期瘀血肿痛较甚，食养宜选用具有活血化瘀、消肿止痛作用的食物，如山楂、薤白、月季花、韭菜、蟹等，膳食如山楂糕、清蒸螃蟹等。骨折愈合期肿痛减轻，骨痂开始生成，此时宜选食补益肝肾、续筋接骨的食物，如枸杞、蹄筋等，膳食如猪骨汤、牛骨汤等。愈合后期，骨折虽初步接续，但尚未坚固，体力减退，肌肉痿弱，此时宜选用补益气血、滋补肝肾类食物，如龙眼肉、黑豆、蹄筋等，膳食如牛蹄筋、羊脊羹、龙眼黑豆粥等。

[食节]

食节是依据中医养生理论而对饮食物数量和种类进行适当限制的一项饮食调摄原则。

饮食物是维持生命的必需品,但不加控制地饮食也会损害人体。早在《素问》中已将"食饮有节"确定为保健延寿的一条重要原则。元代李鹏飞的《三元延寿参赞书》、清代曹庭栋《老老恒言》等古代养生类书中也多有论述。

进食要有一定的规律,不能忍饥不食,耗损精气,又不可过而无当,应根据季节、地域、年龄等不同情况加以合理控制。

季节　春季万物萌发,人也多夜卧早起,增加室外活动以舒张阳气,适应生发之机,食品中可酌用辛散之类以助阳气升发疏泄。但性不可过于温热,避免阳升动火,味不可厚腻,防止滞碍脾胃阳气。早餐须质高而量适中,使阳气不致升发无源,午餐可稍多食,晚餐不宜太晚,不可过量。夏季气候炎热,天之阳气大盛,人体阳气充盛外泄,精神振奋,多早起晚睡、活动多、休息少,阴精过耗,

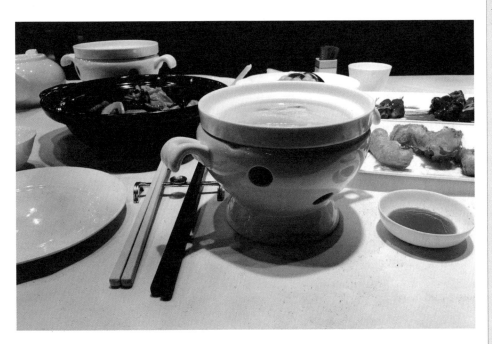

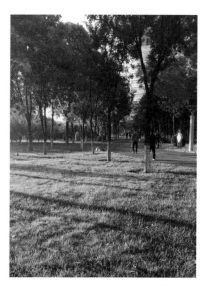

精力渐感不足，加之摄入生冷甜食较多，甘味与暑湿合而困脾，常食欲不振。因此夏季饮食总以清淡为主，但可稍冷略咸以助阴气。早餐适量即可，午餐不宜多食，晚餐可稍推迟，可躲避暑热之气，量亦可稍增，以保证晚睡而不致腹中过于空乏，虚耗精气。秋季金风送爽，阳气渐收。初秋乍脱暑湿困顿，精神爽快，食欲增加，且经一夏之消耗，常有喜睡易困之象。由于活动少，内收之阳气不得舒畅，致脾胃运化渐弱，食欲渐差，故须注意保持一定的体育活动，但晚餐要有节制，避免早卧而造成食物不化，脘腹胀闷，出现胃不和则卧不安的现象。冬季气候严寒，阳气潜藏，食宜暖，味宜厚，性宜温，以求补养，但注意晚餐不宜过饱。

地域　中国北方气候刚烈，冬长夏短，人多习于早起早卧，饮食须注意早餐不可少，晚餐不可饱；西部干燥之地，又喜肉食、硬面，肠胃负担较重，以早少、午多、晚适量为好；东南之地卑湿，气候温和，入夏炎热潮湿，人之阳气多外向，且多鱼米之乡，人们习于晚睡，冬季三餐均衡，夏季两头为主，总量以冬多夏少，品味以冬厚夏薄为宜。

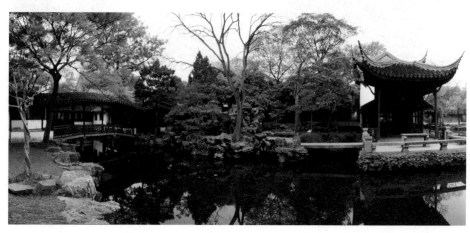

气定神闲　中国传统医学与养生

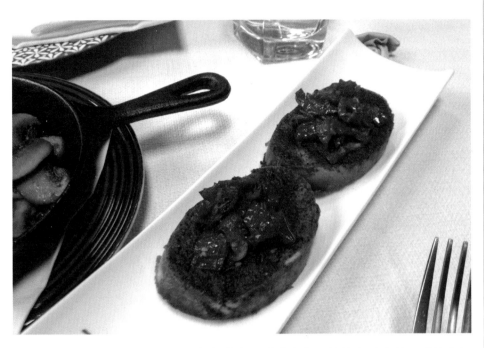

　　年龄　少小时期阳气稚弱，肾气未充，脏腑未坚，性格喜动少静，又值生长发育之期，饮食须入大于出才能满足不断增加的需要，但儿时多好零食，零食过多则不喜吃饭，自制力尚弱，常以好恶为取舍，对嗜食物常多食、过食，不喜者常少食、不食，任其自流，常致饥饱不常，损伤脾胃，久则运化功能减弱，出现消化不良，疳积等病，影响生长发育。儿童之零食不可无，须有数量及时间的限制，主要用以弥补三餐的不足，适应儿童胃小纳少消化快、易饱易饥的特点，注意零食的掌握以不影响三餐时的旺盛食欲为准，早、午餐要充足，晚餐要节制，可以符合儿童早睡早起的习惯，不致停食。炎夏尤须注意冷饮瓜果的适量，避免寒湿伤损中阳，故儿童的食节在于管。青年人已有自制能力，且体力充沛，精力旺盛，喜爱运动，阳气健旺，运化力强，对饮食的适应力也强，一般不易伤损脾胃。但青年人又血气方刚，容易意气用事，或饮啖无节，或忍饥不食，或饮酒失控，日久则损害脾胃，故青年人的食节在于（自）制。中年人毅力已具，处事通达，常自恃盛年，忙而忘食，体力渐衰，耗则难补，饥渴劳碌既久，虚损肾精，伤乏中气，终至迅速衰老。故人到中年，要注意张弛有致，若需延时工作，应准备少量软质易消化食物，于晚饭后 4 小时左右酌量进食，不令腹中过空，耗损体力，故中年人的食节重在保，善于自保则可延缓衰老。老年人阳气已衰，肠胃已弱，活动渐少，运化渐差，故老年人的食节首在于量，切忌暴饮暴食；次在于质，忌贪食黏腻、硬韧、辛辣及生冷等食品；三在于进餐次数，以次多量少为宜；四在于进食规律，早晨应在稍事活动后进食，以舒张筋骨，流通血液，和畅胃气，食欲开而消化易，中餐可酌食厚味，晚餐则以清淡量少为宜，不使饮食过积于胃中，停滞不化而阻滞气机之通畅，甚至引发其他不测。

［食疗］

食疗是根据不同的病证，选择具有不同作用的食物，或以食物为主并适当配伍其他药物，经烹调加工制成各种饮食以治疗疾病的医疗方法。

源流　食疗在中国已有数千年的历史。早在远古时代，就有神农尝百草，以辨药食之性味的传说。中国最早的一部药物学专著《神农本草经》收药 365 种，分上、中、下三品，其中列为上品的大部分为谷、菜、果、肉等常用食物。唐代孙思邈的《千金要方》中专列"食治篇"。孟诜的《食疗本草》则总结了唐以前中医食疗的成果，是现存最早的食疗专著。宋代陈直的《养老奉亲书》是用药膳治疗老年病的专著。元代宫廷饮膳太医忽思慧的《饮膳正要》，也是一部著名的食疗专著，对养生、妊娠禁忌、营养疗法、饮食卫生、食物中毒等都有论述。明代，先后出现了朱橚的《救荒本草》（1406），卢和的《食物本草》等著作。李时珍的《本草纲目》也收载了许多药膳方。高濂的《遵生八笺》，专列了《饮馔服食笺》，是一部中医养生学专著。清代，食疗有了很大发展，有王孟英的《随息居饮食谱》（1861）等著作。

特点及应用原则　中医一贯重视饮食疗疾，并有"药食同源""寓医于食"的说法。许多食物本身就是中药，食物与中药并没有严格划分，但食疗与药物疗

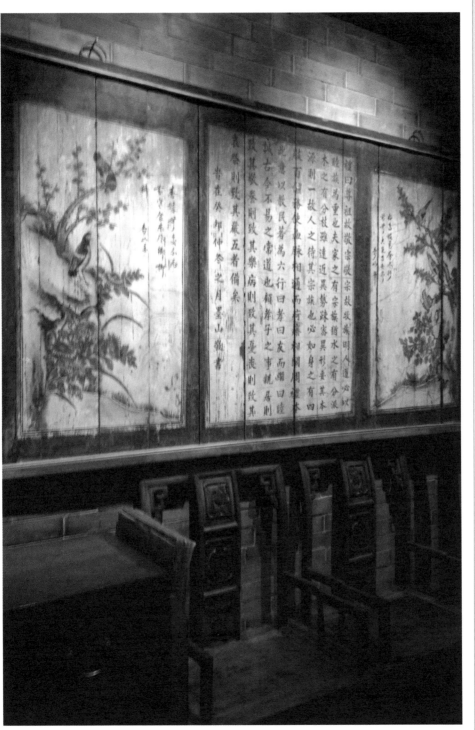

法则有所区别。药疗效果虽快，但药物性偏，苦口难吃，久服碍胃，故病人很难长期坚持服药。而食疗则配制得法，烹调有方，使人们乐于接受，可以长期制食，而且食药同用，食借药威，药助食性，相得益彰。

要正确应用食疗，达到以食疗疾的目的，首先需掌握食性。食物与药物一样，具有一定的性味。食疗正是利用食物的不同性味达到治病目的的。食物同药物一样，具有寒热温凉四性，但不如药物的四性明显，一般只分成温热性和寒凉性两类，而介于两类之间，微寒微热则归入平和性。（见食性）

辨证施食 食疗的重要原则。食疗应针对不同的病证，施以恰当的配膳。病证有阴阳、寒热、虚实之分，食物的性能主治必须与病证的性质一致。辨证施食的原则是"寒者热之""热者寒之""虚者补之""实者泻之"。

对于阳证、热证患者，治宜清热解毒，宜食寒凉性食物，如西瓜、苦瓜、雪梨、绿豆、茄子、苋菜、小米、香蕉、鸭肉等。若燥热伤肺，干咳无痰，治宜清热润燥宣肺，可选用枇杷叶粥、玉竹粥等。

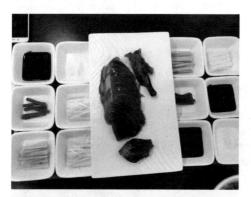

若热在营血，心烦不寐，治宜清营凉血，可选用竹叶粥等。若邪热内结，大便干燥，治宜清热润肠，可选用冰糖炖香蕉等。若湿热蕴结，灼伤肠络，下痢赤白，里急后重，治宜清热解毒化湿，可选用马齿苋槟榔茶等。

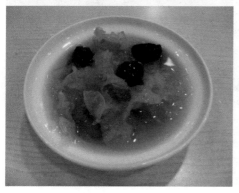

对于阴证、寒证患者，治宜温阳散寒，宜食温热性食物，如生姜、韭菜、芫荽、大葱、大蒜、红枣、板栗、桂圆、羊肉等。若过食寒凉，损伤脾胃，腹痛泄泻清稀，治宜温中散寒，可选用生姜粥等。若寒邪壅盛，痹阻胸阳，胸痛彻背，治宜辛温通阳散寒，可选用桂心粥等。若病后、产后体虚感寒，脘腹冷痛，大便清稀或宫冷崩漏，治宜温里散寒补虚，可选花椒鸡丁等。

对于虚证患者，应给予补养的食物，但要区别是阴血亏虚还是阳气不足。《内经》说："形不足者，温之以气；精不足者，补之以味。"就是说，阳气不足的病证，应该甘温益气，以使阳气旺盛；阴血亏虚的病证，要用厚味之品补益精血，以使阴血充足。在食疗时，要辨清气、血、阴、阳之虚而补之。①气虚证。表现为少气懒言，疲倦乏力，食欲不振，心悸怔忡，头晕耳鸣，自汗等，治宜补气健脾，常选用山药、莲子、白扁豆、赤小豆、薏米、大枣、猪肉、猪肚等，食疗方如参枣米饭、八宝糯米饭、山药包子等。②血虚证。表现为面色苍白或萎黄，色淡无华，头晕目眩，心悸怔忡，健忘失眠等，治宜补血养血，而气旺则血生，故在补血食疗方中常配补气之品，以益气生血，常选用枸杞子、桂圆肉、红枣、鸡肉、蛋类、奶类、菠菜、胡萝卜等，食疗方如桂圆红枣粥、菠菜炒肝片、枸杞肉丝等。③阴虚证。表现为潮热盗汗，两颧发红，手足心发热，失眠梦多，口燥咽干，大便干结，尿少色黄等，治宜滋阴养液，常选用百合、玉竹、蜂蜜、银耳、雪梨、甘蔗、鸭肉等，食疗方如银耳羹、百合煨瘦肉等。④阳虚证。表现为面色苍白，恶寒肢冷，神疲嗜睡，下利清谷等，治宜温补阳气，常选用核桃肉、韭菜、干姜、羊肉、海虾等，食疗方如韭菜虾仁等。

对于实证患者，则要辨别是哪种实邪，若暴饮暴食，食滞不化，表现为脘腹胀满疼痛，嗳腐吞酸，恶心厌食者，治宜消导化食，可选用莱菔粥等。若痰湿阻肺，肺失宣降，表现为咳嗽痰多，痰色白、质稠，胸闷脘痞者，治宜燥湿化痰，可选用橘皮粥、冬瓜薏米粥等。若水湿为患，水液潴留，表现为全身水肿，

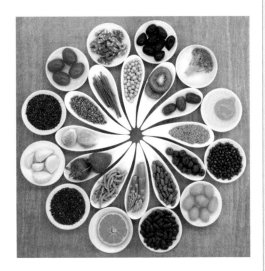

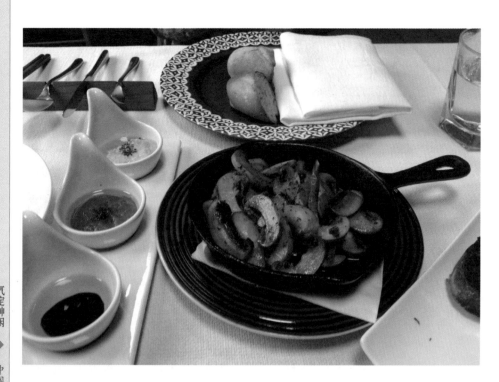

按之凹陷，小便少，胸闷，纳呆，恶心，神倦，治宜健脾化湿、通阳利水，可选用冬瓜皮蚕豆汤、赤小豆炖鲤鱼、薏米粥等。若肝火犯肺，表现为咳嗽阵作，咯血量多，或痰血相兼，血色鲜红，胸胁牵痛，烦躁易怒，治宜清肺泻肝、和络止血，可咨询医师配相应食疗等。

对于表证患者，要辨别是风寒还是风热。外感风寒，证见头痛，鼻塞，畏寒，全身酸痛，无汗者，治宜发汗解表以散寒，可选用葱豉黄酒汤等。外感风热，证见头胀，咽痛，咳嗽，汗出，发热微恶风寒者，治宜辛凉轻宣以透邪，可选用桑菊薄荷饮、菊花茶等。

辨证施食还应辨明疾病属于哪一脏腑，对于不同的脏腑病证，采用不同的食疗方法。由于人体是一个有机的整体，脏腑之间相互联系，相互影响，在进行食疗配膳时，可按五行生克关系，作为治疗上的补泻原则，采用虚则补其母，实则泻其子的方法。如脾为肺之母，肺为脾之子，对于肺气虚弱患者，除补益肺气外，常进食益气健脾的食物，如山药、扁豆、薏米、芡实、红枣等，以培土生金，使疾渐愈。肾为肝之母，肝为肾之子，肝火亢盛，影响肾的封藏功能而引起遗精、梦泄，就不能补肾，而要清泻肝火，肝火得平，则遗精、梦泄随之而愈，可选用菊花饮等。

"同病异食""异病同食"也是辨证施食的重要内容。如胃脘痛可表现为不同的证。饮食所伤，宜食山楂糕、莱菔粥以消食和胃；寒伤胃阳，宜食高良姜粥等以温胃止痛；肝气犯胃，宜食玫瑰花茶等以疏肝和胃；脾胃虚寒，宜食干姜粥等以健脾温胃；胃阴不足，宜食甘蔗粥等以养阴益胃，这就是"同病异食"。

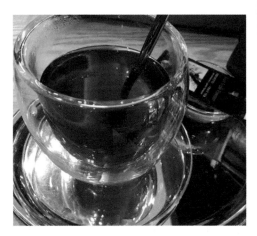

食疗还可用于急性病的辅助治疗。如神仙粥用于治疗四时疫气流行；竹叶粥用于治疗发背痈疽、诸热毒肿等。对于某些慢性病，食疗是比较理想的治疗方法。如长期高血压的患者，可常食芹菜粥、决明子粥、木耳粥；高血脂的患者，可常食玉米粉粥等；糖尿病患者，可常食葛根粉粥、山药粥、玉米粉粥等。人体患病之后，生理机能减退，胃肠薄弱，消化力降低，此时以米粥调理最为妥当。

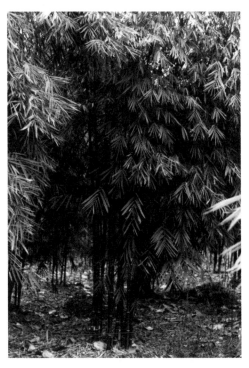

保养脾胃 中医食疗十分重视保养脾胃。脾胃为后天之本，气血生化之源。脾胃功能的强弱，对于战胜病邪，协调人体阴阳，强壮机体，扶助正气,恢复机体功能等,具有重要的作用。一般说来,在疾病过程中,胃肠功能减弱,应适当控制食量,切忌进食过多,加重脾胃负担,以致不能消化而使疾病加重,或愈而复发(食复),或引起其他病证。

烹调与禁忌 食疗膳食一般不应采取炸、烤、煎、爆等烹调方法,以免破坏其有效成分或改变其性质而失去治病作用。而且患病之后,脾胃功能减弱,以炸、烤、煎、爆等方法烹调的膳食,不易被消化吸收,难以发挥其治病功能。所以,食疗膳食应采取蒸、炖、煮或煲汤等方法烹调制作。另外,在疾病过程中,还要注意饮食禁忌,即所谓"病中忌口"。《金匮要略》说:"所食之味,有与病相宜、有与身为害,若得宜则益体,害则成疾。"食忌饮食一般指温燥、生冷、油腻、荤腥之物及烟酒等,它们能引起旧疾复发,新病增重,故应忌食。

[饮食禁忌]

饮食禁忌是人在摄食时应注意禁止或避免发生的有害进食的原则及内容。又称禁口或忌口。忌指不宜,禁则不可,但通常不细分,概称禁忌。中医认为,食物的性味不同,人体状况各异,因而人们对饮食的需求与避忌也不同,饮食禁忌就是从养生的角度研究不同的人所应避忌的饮食。

历史及文献 《内经》中对饮食禁忌的原则做出了概括的论述,以食性与五行生克学说,食性与病性、体质的顺逆为主体,提出了"五禁""五味所禁""五味之所伤"等原则。至汉末,张仲景对一些食物间的配伍禁忌做了具体阐述。此后,随着食品与药物内容的不断扩展,有关的禁忌内容也在历代的本草著作中逐渐丰富,许多内容随着医事活动及膳食管理上达宫廷、下入民间,成为流行于群众中的饮食指导原则。

由于饮食禁忌只是医疗或养生中伴随于食养的一个内容,故而专门著作很少,主要有明代的《新刻养生食忌》,清代的《饮食须知》和《服食须知》等。 涉及这方面内容的重要著作有《食疗本草》《饮膳正要》《养生要括》，以及一些主要的本草著作等。

原则　饮食禁忌的原则主要来源于《内经》，后世又不断充实和发展，大致包括以下内容。①以五行生克与食物性味相结合的禁忌原则。如《灵枢·五味篇》中有五禁的论述，即肝病禁辛，心病禁咸，脾病禁酸，肾病禁甘，肺病禁苦。五脏分属五行，肝属木，心属火，脾属土，肺属金，肾属水。五行相克的关系是金克木，水克火，木克

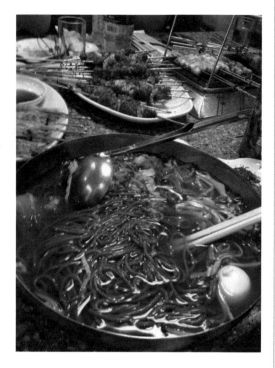

土，火克金，土克水。而五行与五味的对应关系是金味辛，水味咸，木味酸，火味苦，土味甘。因此，肝病禁辛味食品，因为辛属金而克木，故不宜食。同样，心病忌咸食是因为咸属水，水克火，余可类推。②以食物性味对疾病的作用而确立的禁忌原则。如《素问·宣明五气篇》指出五味所禁为"辛走气，气病无多食辛；咸走血，血病无多食咸；苦走骨，骨病无多食苦；甘走肉，肉病无多食甘；酸走筋，筋病无多食酸"。这五禁强调无多食，即可食而不可过，过则伤。如辛入肺，辛主散，气病多食辛则耗散太过，气愈加受伤，故禁多食辛；咸走血，咸主润，过则凝涩而耗，故血病多食咸则血被耗损，凝涩不行，是以血病禁多食咸；苦走骨，苦本火之味，苦味太过则从火化，肾主骨，过苦则火气胜水，肾伤则骨无所生，故骨病禁多食苦味；脾主肉，在味属甘，肉病过食甘味，甘味太过则滞塞脾气，脾运不行，肉无从生，故肉病禁过食甘味；筋病禁多食酸，因为酸本肝之味，肝主筋，气条达，酸味主收，太过则伤肝条达之气，肝伤则筋失养，故而筋病禁多食酸。③对饮食物的寒热，限制其过极。如《灵枢·师传篇》认为"食饮者，热

无灼灼，寒无沧沧"因人体恒温，最宜温食，与体相适应，食过热则可能损伤口腔、唇舌、食管等部分。食过冷虽夏日亦将因寒物入胃，伤损中阳，凝阳胃络，致中寒之疾。

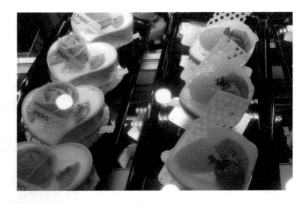

④食物百性，于人体各有所合与忌，所忌之因甚多。如《素问·热论篇》有热病禁早食、多食、肉食的论述。一般来说，体质的寒热与食性的寒热忌相同，如寒性体质忌食寒性食物，热性体质忌食热性食物，而体质的虚实与食性的补泄则是虚体忌泄，实体忌补。

类别 依据上述理论，结合人体的体质，年龄、疾病与健康，妇女的孕、产、经期等不同的情况，饮食禁忌可分为一般禁忌、疾病禁忌两大类，其中每类又有各种不同的情况。

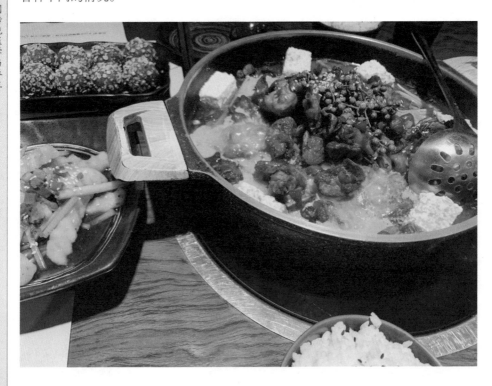

一般禁忌 又可分为常规禁忌、体质禁忌、年龄禁忌、妇女禁忌等四个方面。

常规禁忌，指人们都应遵循的禁忌原则。①禁生冷。胃主腐熟，无热不行，故冷食太过，腐熟不行，运化不畅，致生结滞、泄泻、胀满等疾患。生物则如生鱼鲙、醉蟹、半熟的鱼肉制品等，一不易消化，二常因所食不洁而致生虫、发病等。②禁异物不洁。山野之物不可乱食，以免中毒伤身。瓜果蔬菜，生吃务必洗干净，污秽腐坏者，易致痢疾、泄泻等疾病。孔子提出色恶不食，臭恶不食，失饪不食，不时不食的主张，就是强调颜色不正常者不可吃，腐坏者不可吃，没有合理的烹炙不可吃，违背了进食规律不可吃，是对养生食禁的很好概括。③禁毒物。毒蕈、毒鱼等有毒物不可食。

体质禁忌，是根据人的不同体质类型而提出的禁忌原则。一般可将人的体质概括为寒、热、虚、实四种类型。①寒体禁忌。寒体者，面色青白，肢体易冷不温，喜热怕凉，性情温和，少汗，不喜饮水，大便不实。对于性味寒凉滑泄之品，诸如绿豆、豆腐、豆浆、苋菜、油菜、芹菜、黄瓜、冬瓜、丝瓜、西瓜、梨、藕、菱及鳗鱼、蟹、田螺等，宜少食。②热体禁忌。热体者，面色红赤，肢体温暖，

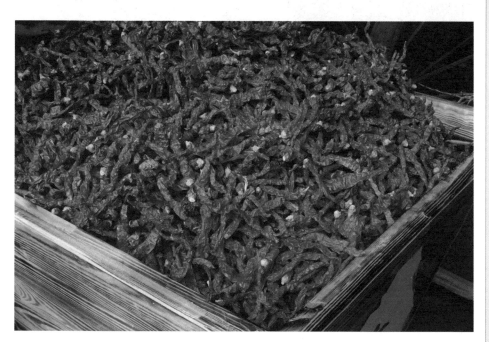

性格急躁，口渴易汗，喜凉怕热，大便干结。对于偏于热性的食品如蚕豆、生姜、葱、蒜、韭菜、辣椒、胡萝卜、扁豆、桂圆、荔枝、大枣、葡萄、核桃、鸡、羊肉及鲫鱼、虾等，宜少食。③虚体禁忌。虚体者，不耐劳乏，怕冷畏热，精神萎靡，易饥易饱。凡性味猛烈的食物，不问辛散、燥热、大寒、重浊等等，均在禁忌之列。④实体禁忌。实体者，气血充盛，元气壮实，耐饥耐渴，不畏寒暑，不畏烦劳。对于性味重的补益、燥烈的食品应少食或不食。

　　年龄禁忌，是根据不同年龄阶段的发育水平及身体状态而提出的禁忌原则。①婴幼期。新生儿初生应禁食数小时或喂少量清热解毒药水，以清肠胃、净胎毒。半日后可给少量糖水，次日始可喂乳。幼儿脾常不足，运化尚弱，又缺乏自制力，故应注意饮食搭配得宜，使之助发育而不伤身体。对偏食者应注意培养良好的杂食习惯。禁忌具有强烈刺激性的食品及过于辛辣、燥热、厚腻的食品，如咖啡、浓茶、辣椒，以及含大量奶油、脂肪等的点心、肉类等。②老年期。人到老年，脏腑渐虚，气血渐弱，对性味过于偏颇，过于黏腻等食物应慎重。瘦弱者禁醇酒、

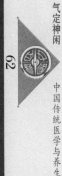

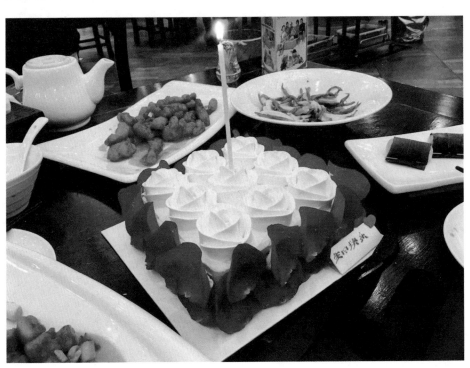

辛辣之物，免助火升阳；肥胖者禁肥甘厚味太过，免助痰生湿、积久生热，痰热内壅而致卒中等疾病。

妇女禁忌，是根据妇女的各种生理特点而提出的禁忌原则。①经期。妇女经期，血气下走，血分易受外因侵扰，故而经期伤寒可有热入血室的特殊情况，所以经期饮食应禁忌过于辛辣、寒凉、燥热、补涩的食品，避免辛热动血，经行不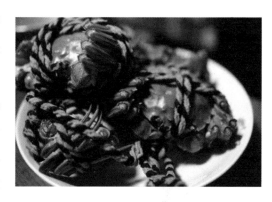止，或寒凉凝滞，造成痛经，以及补涩固血，经行不畅等疾病。②孕期。孕期的禁忌最多，不仅禁食辛热燥烈，寒滑碍胎之物，只要妊娠恶阻一过，就应注意禁忌偏嗜，以免摄入的营养成分不均衡，影响胎儿发育。另外还禁忌一些特殊食品，如古人很强调禁食兔、蟹等，可供参考。③乳期。喂乳期间，婴儿赖母乳之营养亦受母乳之影响，故母嗜酒则儿受病，母嗜辛辣则儿生内热，母食苦寒则儿可泄泻，故乳期母亲应禁忌过于偏颇之物。

疾病禁忌　总的原则是，虚寒病证禁忌寒凉滑泄之食物；实热病证禁忌温补燥涩之品；外感病证禁忌收敛固涩之食物；内伤病证禁忌辛热燥散之品。总之，禁止那些能恶化病情，引发旧疾的食品。如疮疡、斑疹禁发物；鼓胀病人禁盐酱；温病初复禁肉食、早食、多食等。还有一部分人，因体质特殊等原因而有特殊的疾病及禁忌。如过敏性哮喘病人对某些异种蛋白食品过敏，食之即发病；某些过敏性肠炎病人对食物的冷热或某种性质有特殊反应，食之即可造成腹痛、水泻等；还有一些患有慢性过敏症的病人对特定的食物过敏，进食后可发生水肿、皮疹等。凡此都应找出致病物，严禁食用。其他尚有肝硬化病人禁酒；糖尿病患者禁富含糖类的食物；慢性胃肠道疾病患者禁忌过于刺激的饮食，如醇酒、辣椒、生葱、生蒜、咖啡、浓茶等，以及特别难于消化的食品，如黏食、油炸食品，过于肥腻或过于克伐胃气的食品等。

［药养］

药养是期盼用中药的各种性味及配伍达到补虚强身、延年益寿、美容养颜、防病保健目的的养生方法。

历史与文献　药养的做法由来已久。《山海经》是载有养生药物的早期著作。自唐以后，"药养"的重点由矿物类转为趋向药性平和补益的动植物类药。

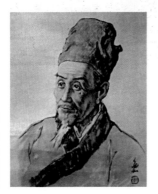

李时珍

历代有关药养的文献颇丰，主要有以下几类。①本草类。首推《神农本草经》，其中上品药与养生关系最为密切，如序录中说上品药 120 种，为君，主养命以应天，无毒，多服、久服不伤人，有些可轻身益气，不老延年。后世药物养生的发展以此为基础，如明代李时珍著《本草纲目》等。②方剂类。主要介绍各类养生方，如元代许国祯著《御药院方》，明代万邦孚撰《万氏积善堂秘验滋补诸方》，吴旻编汇《扶寿精方》，今人江克明编《抗衰老方剂词典》等。

作用　主要是通过药物来纠正人体气血阴阳的偏颇以治疗疾病，或通过药物的作用保持健康，延年益寿。具体作用可有以下几方面。

补虚救偏　人体气血阴阳、脏腑经络总系全身，维系人的正常活动，任何部位、任何物质、任何功能出现虚亏，都会影响人体健康，因此需要用药填补修复。气虚者益其气，血虚者养其血，阴亏者滋其阴，阳衰者助其阳，脏阴亏者填其阴，脏气弱者壮其气，使阴阳调和，气血旺盛，经络通畅，脏腑坚固，因而身体康强不病，强健多力。

延年益寿　人体无病，并不等于处在最佳状态，而要延年益寿，就必须使人体能保持在一个接近青春状态的水平，生机旺盛不衰。药养不同于一般的补虚，而是用一类性质平和、助益人体，服久无害的药物以轻身益气，益寿延年。

美容养颜　人当青年,肌肤细腻、柔软、润泽,面容红润,眼睛明亮,头发乌黑、浓密、柔润，乃精血充足，滋润蓬勃之生机外露的现象。相反，肌肤干枯、皱缩、粗糙、面容苍老，目涩无光，头发斑白、稀疏、焦脆，乃精血亏虚，生机衰退之象。药养能使之尽量保持青春状态。这类药多具有补精血、生津液、润燥滋阴的作用，被称为"美容驻颜药"，其中也包括一些类似近代美容化妆的外用方药。

　　防病保健　药物的防病保健作用主要在于两方面：一是保持人体处于正常状态，如补虚强身；二是防御外邪侵袭人体，如预防六淫之邪，疫疠之气，蛊虫之扰，凡能祛邪气、除瘴疠、避杀毒虫的药物都可起到治未病的作用。

　　另外，在药物方面，中药分为植物药、动物药、矿物药三大类，其中每类都有与养生有关的药物，但是古代曾经重矿物药，近代则转向动植物药。

药膳

　　药膳是用中药与食物共同调制而成的食品。因所选用的药物与食物的成分不同，可以使其分别具有疗疾、防病、健身、益寿等不同功能。

　　药食同源，故药食同用，自然合理。有关药膳的最早记载见于《内经》。汉末张仲景有当归生姜羊肉汤的使用。到元代，司掌皇帝膳食的忽思慧在其著作《饮膳正要》中更有多个药食相配的膳食，可见当时药膳已经是皇帝饮食中一个经常的内容了。之所以如此，是因为这种调配方法既能使其具有药物的功效，又因成为食品而易于被人接受，故而在现代，这一用法受到了广泛的欢迎与重视，成为现代餐饮业及家庭广泛采用的饮食形式。药膳主要有以下作用。

　　疗疾　药膳都具有一定的治疗疾病的辅助作用。现举例如下，仅供参考，实际情况还须在医师指导下进行。

　　如时行感冒，秋冬时节，感受寒邪，轻者饮以姜糖水，以生姜切碎，红糖沸水一杯冲调，趁热饮之，使寒邪随汗而解；春夏季外感，微热咽痛，可用鲜茅根、鲜芦根、鲜薄荷叶绞汁服用，可以解表清热利咽止痛。

　　胃脘痛，积久而得，其痛绵绵，空腹加重，中虚当补养，以山药30克，大枣10克，煮熟做早餐，每日一次，连服 1～3 个月；胃痛无时，由于饥饱不节伤及脾胃，取中医以脏补脏法，用鲜牛百叶约 100 克，加姜、香菜、少许椒盐，炒熟服用，连服 3～5 日，忌辛辣、生冷、烟酒、黏食，能迅速改善症状。

腰腿痛，寒湿侵袭而成，可服用薏米木瓜粥，薏米 60 克，木瓜 30 克，煮成粥，去木瓜食之，每日一剂，连服一周。

贫血，面白无华，唇舌俱淡，乏力软弱，畏寒肢凉，脉虚软或芤，可选服猪肝粥，鲜猪肝 100 克，米适量，切碎煮粥，胃好而大便秘结者，可加菠菜适量，加强补血润肠之力。等等。

防病 《内经》强调不治已病治未病，药膳是中医预防法的重要内容。以其味近于食，老少皆易于接受。冬春季节，气候多变，而人的气血在秋冬的潜藏过程中，郁闭于内，既令内里易生郁热，又令卫外御邪之能力不足，因此最易为外邪侵袭，故以清凉疏润之品煮服，使内热辣解，气血活跃，卫外增强；如于严冬、春初每晚吃鲜心里美萝卜数片，亦可润肺去疾，利气少病。入夏，酷暑难耐，野外劳作，常易中暑，出现发热、头疼、恶心、胸闷，甚至突然晕厥，可用如下方法解暑：绿豆银花水，用绿豆、金银花，大锅煮水，渴即饮之。

健身 民谚说：药补不如食补。以食为人所不可或缺，于自然进食中获补养之效，较之刻意服药，其乐何如。但食品毕竟性味偏于平淡难有显著之效，故仍须佐以药物。健身药膳，其意不在于治病，而在于健身补虚。而虚亦多种多样，如先天禀赋不足之虚、后天失调之虚、病后气血耗伤之虚、妇女产后之虚、劳心劳力过度之虚等等，种种不一。究其虚之要亦各异，虚在五脏之阴分不足，虚在六腑之通达不力，虚在气、血、津、液，故补养健身，实为一大项目，本篇不作详述。

青年人生机旺盛，补充迅速，故虽有耗伤，尚有自行恢复之机会；中年以后，生机开始衰退，即使正常状态，也已在逐渐出现衰退与不足，何况加之劳心劳力，故确实需要补益之品以补虚止衰。

长生不老难求，益寿延年可致，《神农本草经》所载一些上品具备此方面作用。古人早已将其中的一些药物列入久服可以延年的范围，近代也有多种制品面世。

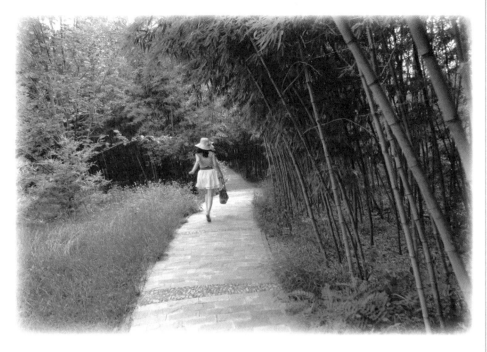

第四章　精神调养

精神调养是通过调节人的精神、情绪及心理活动以使身心健康的养生方法。中医学认为，精神与形体的协调一致，是人体健康长寿的根本保证。精神的异常变化能够影响人体健康。因此，主张调身先调心，护形先守神。

源流　早在春秋战国时期，人们已经认识到精神调养在养生保健中的重要作用，并提出了许多具体摄养的方法。如老子提出"见素抱朴，少私寡欲"，"致虚极，守静笃"的见解。庄子则指出"平易恬淡，则忧患不能入，邪气不能袭，故其德全而神不亏。"孔子认为"仁者寿""大德必得其寿"，强调道德修养在颐养天年中的重要意义。《内经》在继承先秦诸子养生的思想基础上，较为系统地确立了精神调养的理论和方法。此后历代不断加以丰富和完善。唐代孙思邈提出"少思、少念、少欲、少事、少语、少笑、少愁、少乐、少喜、少怒、少好、少恶"十二少的摄生原则。历代重要的文献有梁代陶弘景著《养性延命录》，宋代陈直著《养老奉亲书》，元代王珪著《泰定养生主论》。还有著者佚名的《彭祖摄生养性论》，

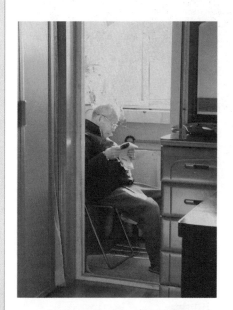

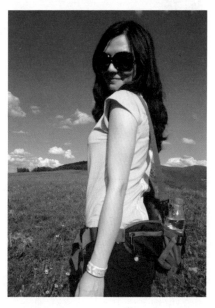

清代沈嘉澍的《养病庸言》、尤乘的《寿世青编》等。

理论 形与神俱才可尽终其天年，是精神调养的基本理论。养生的目的不仅是使人们的身体无病，而且要使人的精神健康，并保持形神的和谐统一。

中医所说的"神"是指人体整个生命活动的表现。所谓调神，也就是调心。中医认为，心者，五脏六腑之大主，精神之所舍也。说明心神在人的生命活动中占重要地位。正是由于心神的重要作用，脏腑经络气血津液才能维持正常的机能，并能与自然界的变化相适应。"神不疲则气不乱，气不乱则身泰寿延矣"。所以，历代医家都强调养生首当养心调神，"得神者昌，失神者亡"，"神疲心易役，气弱病相萦"。

此外，喜、怒、忧、思、悲、恐、惊（七情）是人对外界事物的反应，属于五脏在精神活动方面的正常表现。在一般情况下，七情并不会致病，而且有利于平秘阴阳，调和气血，疏通经络，协调脏腑功能，促进身心健康。但是情感刺激如果超过了人的调节能力，就会引起阴阳气血失和、脏腑经络功能紊乱，从而发生疾病，甚或促人寿夭，所以精神调养旨在不使七情过激。

方法 精神调养的方法主要包括以下几个方面。

精神内守 使人的思想保持在一种淡泊宁静状态的养生方法。调"神"贵在一个"静"字。恬淡虚无，在传统的精神调养方法中占有主导地位。人有各种欲望是自然的，只是不可过度，所谓"恬淡"是针对心神的易"躁乱"而言。凡人不能无思，但要适度用神，善于用神，摒除各种妄念，不奢求浮荣，不为利欲所诱惑，而"以公义胜私欲"，使心神专注于事业和工作等方面，自能"独立守神，肌肉若一"。或者在工作学习之余，闭目定志，在一段时间里处于心静神清的状态，也有益于身心健康。

修德养性　通过加强品德修养以保健防病的养生方法。人的情操是否高尚及性格是否豁达，直接影响情绪的变化。但凡高寿者都性格开朗、情绪乐观，具有良好的品德修养。所以历代养生家都强调道德习性的涵养，如"修身以道，修道以仁""己所不欲，勿施于人""苟利国家，不求富贵""诚勤身心，常修善事"等。修德养性最主要的方法就是通过追求自己的生活目标以寻找精神寄托。这是增强理智、控制不良情绪的最根本措施。如果胸无大志、唯名利是务，遇到不如意之事，便急躁、焦虑、忧郁，甚或暴怒不止，则易导致气血乖乱，疾病丛生，使人寿夭。此外，应当培养多种爱好，如琴、棋、书、画、钓鱼、旅游、音乐、养花等，以移情养心。

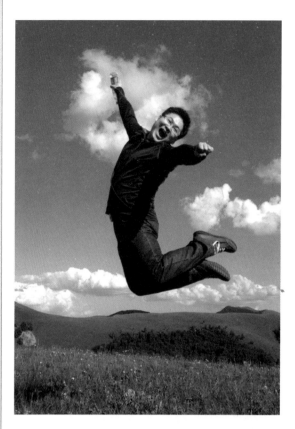

顺时调神　根据自然界的变化规律，进行精神调摄的养生方法。顺时调神是"天人相应"这一整体思想在精神调摄中的具体运用。它包括依据春夏秋冬四季气候的变化和一日昼夜晨昏更迭进行调摄两项内容。①依据季节变化进行顺时调神。基本原则是"春夏养阳，秋冬养阴"。春天万物萌发，生机勃勃，人的情志也应愉快乐观，以促进阳气的升发。但肝旺于春，情志也不宜过分激动，免致肝之疏泄太过，而生诸疾。夏季万物茂盛，开花结果，人的性情也应充实欢愉，但夏季暑气酷烈，人体阳气发外，伏阴在内，易脱精神，宜常留空歇清静之处，以澄和心神。秋季天高气爽，万物萧条，阳气内收，阴寒渐生，人也当收敛神气，无外其志。此季因自然界的萧条凄凉，人也易产生抑郁的心情，如果失于调摄，往往引动宿疾。所以秋季勿思虑、愤怒、激动太过，以使心志平和。冬三月，天地闭藏，阳气内伏，此时正是修养生机的最佳时令，更须调和心志，宜温暖衣衾，调配饮食，适其寒温，但也不宜过温过热，以免引火入心，使人烦躁，此季尤不宜暴喜暴怒，以免神气涣散，阳气受损。②按照一日昼夜晨昏的变化进行顺时调神。早晨及上午，人体阳气旺盛，其精神也应与之相应，精神焕发，振奋向上，以饱满的精神投入到生活学习中去；暮晚机体阳气收敛，人也宜静息休养，精神内守，减少或停止一些使人易于发生情绪波动的活动，以使人的精神与一日阴阳的变化相适应。

不同人的调神 除上述原则和方法外，老年人、妇女、儿童还须根据其特殊的生理和心理状况进行有针对性的调养。

①老年人的精神调养。老年人随着年事增高，体力和智力将逐渐减退，这本是正常的生理现象，但往往会有不适应感，容易产生悲观、消极、失望等心理。一些老年人退离休后，也会产生一种无所适从、孤单寂寞的感觉。这种异常的情绪变化是促使老年人发病或早逝的重要原因。因此，老年人尤当注意精神调摄。首先，应当认识到老年生理机能的衰退是正常的生理现象，以乐观豁达的态度来对待，并从饮食、起居、引导等多方面进行积极的调养，推迟衰老的到来。其次，老年人的生活不宜过分单调，更不要整日守家孤坐，无所事事，应多参加一些力所能及的家庭和社会活动，多培养一些个人爱好，如养鸟、种花、书法、绘画及各种体育锻炼等，而且仍应合理用脑。这样既可摆脱孤独和寂寞，又能养心益智，增强体质，有利于抵抗衰老。另外，老年人的精神调养还有赖于社会和家庭，应当为老年人创造一个舒适和谐的生活环境。

②女性的精神调养。女性有经、带、胎、产的特殊生理现象，其精神调摄也

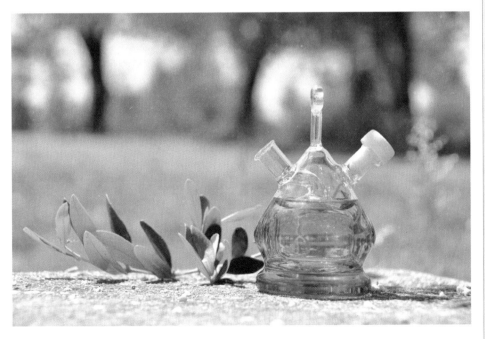

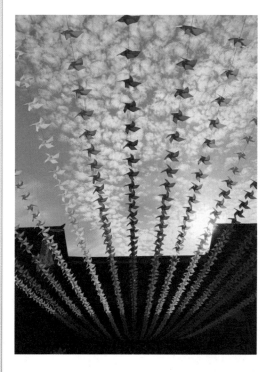

应与其相适应。月经期因冲任气血的变化，常表现出情绪的异常，如激动、易怒、烦躁，这种异常的情绪反过来又影响气血的运行，从而诱发或加重多种月经病。因此，女性在月经期应保持心情愉快，避免过激七情。孕期妇女，血聚胎元，以养胞胎，常会出现妊娠反应，如恶心、呕吐等，这是正常的变化，但孕妇的情绪常因之而变得不够稳定。此时，若调摄失宜，易引发妊娠恶阻、子痫等病。因此，孕妇当调心神、和情性、节减嗜欲，庶事清静，保持神清气全，以有利于母体和胎儿的健康。临产时的精神状态也很重要，产妇要情绪稳定。若心有疑虑，则气结血滞而不顺，甚至难产。产褥期的妇女多虚多瘀，极易为七情所伤，尤当注意调摄得法。许多妇女因此期调养失宜而发生产后病，甚或影响终身健康。哺乳期的妇女要喂养婴儿，乳母的异常情绪既有损于自身的健康，也影响婴儿的发育。

③小儿的精神调养。小儿为稚阴稚阳之体，脏腑娇嫩，神气怯弱，极易因外界强烈的刺激而致病，如乍见异物，乍闻异声，暴受惊恐等，特别是婴幼儿更应避免各种恶性刺激。由于小儿不明事理，其精神调养需靠父母、老师的言传身教来进行引导。应从婴幼儿起就开始培养孩子形成良好的性格。对于小儿不可过分溺爱，放纵其性，否则易养成狭隘、自私、任性、缺乏理智的性格；但也不可过分严厉，动辄打骂，否则也易于形成孤僻、胆怯的性格，这都影响小儿身心的健康成长。合理的方式应当是与小儿的生理、心理特点相适应，采用能使小儿易于接受的方式。如学龄前儿童与外界接触日益增多，智力发展较快，求知的欲望很

强，家庭和周围环境对其影响极大，应加强思想教育，培养孩子形成良好的习惯。再如学龄期儿童，体力和智力发育旺盛，也是发育逐渐成熟的时期，此时儿童性格多变，家庭教育和社会环境的影响很大，家长和教师应密切配合，培养孩子养成良好的学习习惯和辨别是非的能力，树立远大的理想，从而保持一种良好的心理状态，使孩子的身心沿着健康的轨道发展。

此外，调和七情也是精神调养的内容。

[调和七情]

中医学对喜、怒、忧、思、悲、恐、惊7种情志活动的合称。七情本是人体对外界事物和现象所产生的不同的情志反应，属正常的精神活动，一般不会使人致病。但如果遇到突然、强烈、长久的情志刺激，超过了常度，则成为致病因素。七情致病因患者的社会环境、身体状况、生活习惯及道德、文化等因素的不同而各异，但都从内而发，如使人体阴阳失调、气血不和、经络阻塞、脏腑功能紊乱等，进而发生各种疾病。七情出现异常，或即刻发病，或迟发病，或加重原有病情，或诱发新病。七情致病的病变机理复杂，病证繁多。临床诊治时特别强调应注意患者情志表现，力求解除其思想顾虑，促使疾病向愈。对疾病所伤及的脏腑组织器官，则应依据患者症状和体征予以辨证论治。另外，药物配伍的7种不同作用（相须、相使、相畏、相恶、相杀、相反、单行），亦称七情。

情志变动与发病　喜怒哀乐乃人之常情，但各种情志活动都必须适中、调和而有节制，这样不但不会成为疾病的病因，还能协调机体的生理活动，这就是《内经》中所说的"精神内守，病安从来"。反之，如果情志波动过于激烈或过于持久，打破了五脏之间相互资生、相互制约的关系，破坏了气机正常的升降出入，使精、气、血、津液的代谢失常，则成为病因。引致情志变动的因素很多，概括起来，可分为社会因素、季节气候和身体状况等。在社会因素中，人们社会地位和生活条件的变迁、家庭和婚姻的变化等，是引起情志变动的重要而常见的原因。人与天地相应，自然界春夏秋冬四季气候的变迁，也会使人的精神情志活动发生相应的改变，有时异常的情志变化可能与异常的气候变化有关系。身体状况的好坏也是影响人的情志的常见原因，健康人自我感觉良好，患有疾病的人则常感不快，如心病患者就常因心悸而有恐惧的感觉。一般说来，实者多怒多喜，虚者多恐多悲。由于人们的文化程度、年龄、性别、道德观念及性格特征等存在差异，因而在情绪反应上有好发性、耐发性、敏感性的不同，呈现出较大的个体差异，故七情作为病因，是对已经发生的疾病而言。

致病机理　七情致病都是由内而发，后及于外。这是因为情志的生是以脏腑气机的运行为生理基础的。如果情志刺激的强度超过了五脏系统的调节功能，特

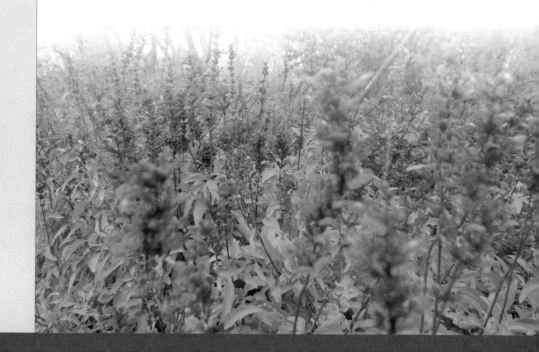

别是超过了肝的疏泄调节功能，就会使气机运行失常而引起紊乱，破坏脏腑之间的相对协调平衡，形成情志病证，并可出现瘀血、痰饮等病理产物。所以，七情刺激首先影响脏腑气机，出现一系列生理反应，如喜时血脉流畅、人觉欣快；怒时面红耳赤；思时不欲饮食；悲时气急叹息；恐时颤栗汗出。这种气机变化是可逆的，情志刺激消除，气机即可恢复正常。但如果情志刺激持续存在或过于强烈，气机失调久不恢复，则可伤及脏腑，引致疾病的发生。在疾病发生的过程中，有因气机紊乱化为火热之邪（五志化火）；有因气机紊乱使体内湿不得散、痰不得化、热不得泄、食不得消，进而引起湿郁、痰郁、食郁而伤及脏腑成为种种实证；也有因脏腑气血阴阳损伤过重，日久而成虚损之证。七情对脏腑的侵袭，在中医学理论中有五行配属关系，《内经》中阐述为"心在志为喜，肝在志为怒，脾在志为思，肺在志为忧，肾在志为恐"，故"怒伤肝，喜伤心，思伤脾，忧伤肺，恐伤肾"。如过于愤怒，则易致肝气疏泄功能失常而呈亢进状态，引起眩晕、头痛，甚至出现呕血、昏厥、卒中。又如过度的恐惧伤及肾脏，可出现神志失常、腹泻等。这一配属关系并非绝对，临证应综合各方面的情况全面、细致地进行分析。一般的规律是：因为心藏神，七情皆发于心，故七情都可伤心；凡能影响气机运行并使之不畅的情志都要伤肝，如怒、思、忧、悲、惊、恐；由于肺生气，脾为生化之源，故凡能损气、耗气而致气虚的情志都要伤肺和脾，如喜、忧、悲、思；凡能抑制脾的运化功能的情志都可伤脾，如思、忧、悲、恐、怒；五脏所伤，终必及肾。七情伤及脏腑后，病势错综复杂，传变无规律，或虚多实少、或虚少实多，又多虚不受补、实不耐攻；在疾病过程中产生的瘀血、痰饮等可进一步加重病情；脏腑病变后，情志因素不仅未能消除，往往在强度和持续性方面会有所加强，两者互为因果，进一步加重病情。此外，在疾病发展过程中，病人如有激烈的情志波动，往往使病情改变、病势急剧恶化。

病证治疗　七情所致病证繁多，可表现在神志，心脉、肝胃、生殖、肿瘤诸方面。神志方面的病变主要有癫狂、痫病、脏躁、痴呆、百合病、失眠、健忘及气厥等；心脉方面的病变主要有心悸、怔忡、心痛、胸痹、眩晕、卒中、失血等；肝胃方面的病变主要有脘腹胁痛、呃逆、噎膈等；生殖方面的病变主要有月经不调等；肿瘤方面的病变可见积聚与癌症。此外，郁病、消渴、鼓胀、梅核气等亦是七情所致常见病证。

对七情所致病证的治疗，应以精神治疗消除病因，以药物或其他方法（如针灸）治疗脏腑气血的损伤或消除病理性产物。在精神治疗方面，中医学有一种采取情志相胜的五行制胜疗法，即《内经》所说的"恐胜喜""怒胜思""喜胜忧""思胜恐""悲胜怒"。如忧愁思虑不解的患者可用激怒疗法治疗。其目的是在医生的诱导下，用不同的情志来转移和干扰原来对机体有害的情志刺激。临床上不应拘泥于五行相胜，应积极建立患者对医生的信任，减轻患者的思想负担，鼓励患者主动克服有害的情志，增强治疗信心。在药物或其他方法治疗方面，则应针对情志所伤的不同脏腑及其所引起的气机紊乱或气血逆乱的病理变化，辨证论治。由于肝主疏泄，有调节情志刺激的功能，过度、持续的情志刺激大多使肝脏不能疏泄条达，进而影响其他脏腑，所以疏肝解郁是治疗情志所致病证时常须考虑的方法。

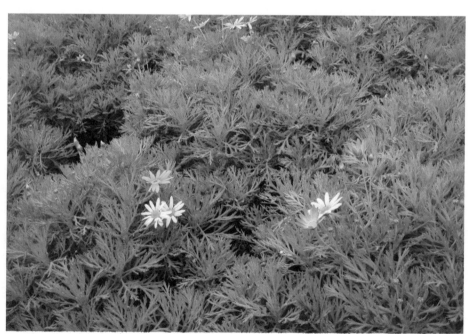

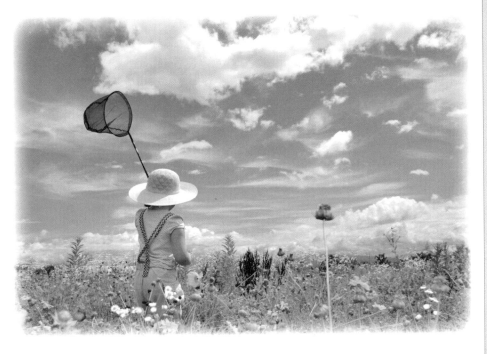

第五章　环境养生

　　环境养生是通过合理的选择、利用及改造居住环境以保健防病的养生方法，它是中医学"天人相应"思想在养生中的具体运用。

　　源流　环境养生的历史悠久。早在《内经》中即已提出环境养生的理论。《素问·五常政大论》指出："一州之气，生化寿夭不同……高下之理，地势使然也。崇高则阴气治之，污下则阳气治之……高者其气寿，下者其气夭，地之小大异也，小者小异，大者大异。"说明地理环境对人的生化寿夭有着重要的影响。《素问·异法方宜论》则进一步指出，因地理位置的差异而形成人的不同体质，并相应地导致一些易发疾病。后世医家在此基础上，不断丰富和完善了环境养生的理论和方法。孙思邈在《千金翼方》中叙述较为详细，认为住宅当选择在"背山临水，气候高爽，土地良沃，泉水清美"之地，住宅的建筑当使卧室、厨房、仓库、厕所彼此隔开，室内布置不得绮靡华丽，但令素雅洁净，无风雨暑湿为佳。元代汪汝懋在《山居四要》中则更为具体地指出："人家居处宜高燥洁净""门口不宜有水井，大树不宜当门""厅后不宜作灶头""厨房门不可对房门"等等。另外，陈直的《养老奉亲书》、曹庭栋的《老老恒言》等养生专著中，都有这方面的论述。

选择原则　选择一个好的生活环境，对养生防病，延年益寿有重要意义。对环境的选择包括地理环境、住宅的建筑设计、合理的居室布置等内容。

地理环境的选择　《内经》中说："人以天地之气生，四时之法成。"在中国，地域辽阔，不同地区的地形、空气、水源、声音及气候有所差异，对人体产生不同的影响，并使人们易患某些疾病。如东南地区，濒海傍水，地势低洼，潮湿多雨，且多山岚瘴气，故其民多湿热、温热及疟疾等病；在西北地区，地高陵居，风寒冰冽，故其民多外寒之病。另如某些瘿病，中医认为："亦曰饮沙水，沙随气入于脉，搏颈下而成之。"当然，现在看来，沙水实际是水中缺碘。《吕氏春秋》中记载"轻水所，多秃与瘿人；重水所，多尰与躄人；甘水所，多好与美人；辛水所，多疽与痤人；苦水所，多尪与伛人"。养生的最佳环境应选择在空气新鲜、阳光充足、水源清洁、宁静和谐，树木茂盛、土壤肥沃、山川秀丽，气候凉爽的山区、平原、海滨地带。自古以来，人们（特别是僧侣）就喜欢将住宅（寺院）选择在居高临下、树木茂盛、环境幽雅的深山中，空气新鲜、泉水清美，无污染、无噪声。在广大农村，这些条件仍然具备。养生切忌选择在车水马龙、浓烟滚滚、沙尘黑土、污泥浊水的环境中。当然，由于自然环境的差异，很难用一个标准来选择地理条件，应因地制宜，尽量避开对人体有害的环境。如南方人，宜选高洁之地，取清和之气，当避低洼潮湿、杂草丛生之地，以免受湿热虫毒，山岚瘴气之危害；北方人，宜选低平之地，取温和之气，当避高山峻土，凛冽干燥之地，以免受寒风侵袭。

另外，随着现代化工业的发展，许多有害的化学物质、工业废物、农药等被排放，造成水源、空气的严重污染，再加上噪音的增加，会严重破坏人类赖以生存的环境，并出现许多与恶劣环境有关的疾病。人类为生存和发展，应高度重视环境问题，保护好生存的环境。

气定神闲　中国传统医学与养生

住宅的建筑设计　中国古代养生家主要基于阳光、空气、清洁、安静、温度、湿度等方面的考虑，对住宅位置的选择、住宅的坐向及美化住宅周围环境等提出要求。

　　住宅选择：有条件的地方应把住宅建筑在依山傍水、树木茂盛、清洁安静的地方，这样冬季可挡风避沙御寒，夏季可减少阳光的暴晒。居住在城市中的人，应尽可能选择远离水源、空气污染严重及噪音剧烈的地方。

　　住宅朝向：根据中国的地理位置，大部分地区的住宅应当是坐北朝南，这样可以充分利用阳光，并具有空气流通、冬暖夏凉的优点。对于不具备这样条件的住房密集区，也应使房与房之间保持一定的距离，以使室内有充分的日照时间。

　　美化环境：人们改善生活环境的一个重要内容。中国古代养生家都强调美化环境对健康的重要作用。并提出具体方法。如在房前屋后广种树木，多栽花草。有庭院者更宜在"院中植花木数十本，不求名种异卉，四时不绝便佳"，"还可阶前大缸贮水，养金鱼数尾"（《老老恒言》）。此方法不仅美化环境，而且可阅目怡闲。对于居住在高楼大厦中的城

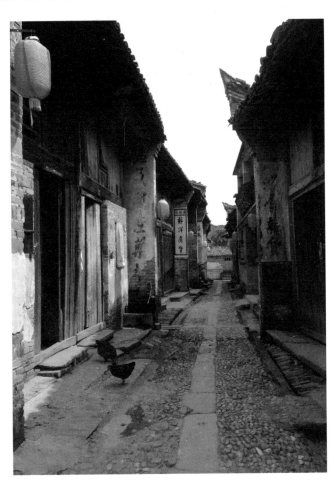

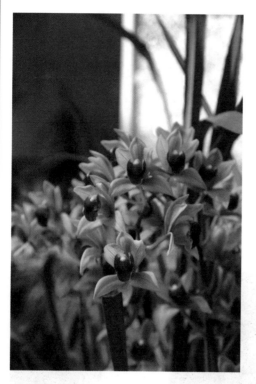

市居民，应充分利用阳台、窗台，采用盆花或攀援类花草美化环境。

居室的结构、布置与美化 居室环境对人们的身心健康有直接的影响。居室的合理结构应当是面积、高度、深度要适宜。居室既不宜过大，也不宜过小，以宽敞适中，明暗相半为宜。这样的结构能保证室内光线充足，自然通风，温度适宜。居室要注意清洁卫生，防止污染。厨房、餐厅、厕所要与客厅、卧室隔开。应将阳光最充足、空气最流通的房间用作卧室和书室。卧室的门窗要严密，晨起后应开窗散气。坐北朝南的房子，一般是朝南一面的窗户比较大，朝北一面的比较小，这样既可以保证室内光线充足，也可以使室内空气对流。中国的北方，寒冬季节较长，为了保持室内的温度，常采取设斗门、加厚墙壁、安装双层窗户、室内挂门帘等措施。在南方，炎热多雨，居室多采用降温防雨措施，如采用通风阁楼坡屋顶、双层瓦通风屋顶开天窗等，根据需要，调节室内的光线和空气，以保证通风、清爽、干燥。

室内的布置和美化应根据住房面积大小，房间的使用性质，光照强度及个人的情趣爱好而进行。客厅可摆设沙发、茶几等，要尽量保持宽敞，摆放的花木应以艺术欣赏为主，如万年青、芭蕉等。书房的布置要以雅静为原则，家具不宜太多。可摆放文竹、墨竹、盆景等，可挂几幅字画。厨房是家庭的主要污染源，最好与其他房间隔开，要保持通风和排污设备的完好。

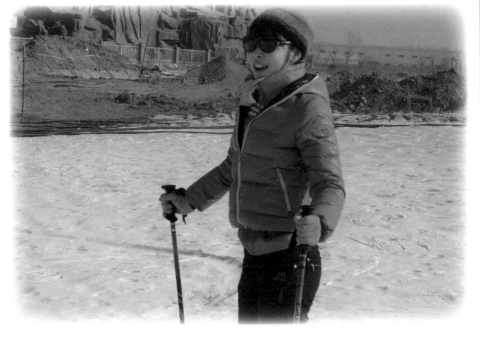

第六章 运动养生

运动养生是用活动身体的方式实现维护健康、增强体质、延长寿命、延缓衰老的养生方法。

人类初始，狩猎以取牺牲，采摘而得天赐。运动是人类生存的前提，只是在社会发展，私有制出现，而后才有了"劳心者治人，劳力者治于人"的现象。运动养生先是迎合了社会上层的需求，如湖南长沙马王堆汉墓出土的导引图就是现今发现的最早记录。医学的发展，为运动养生提供了理论依据、指导原则、发展方向及必要限制等，使运动养生向全面、合理的方向发展。流通气血、长养精神、强筋壮骨、活络关节、坚肤壮肌、聪耳明目、充脏畅腑，从而达到精力旺盛、气血充足、思维敏捷、反应快速、耐力长久、老而不衰。

运动养生形式亦多。①散步：每日慢步，讲规律，讲持久，民谚曰："饭后百步走，活到九十九"，持之以恒，方可见功。②跑步：提倡以适当的速度跑适当的距离，太短、太慢难于起到健身作用，太快、太长则以竞赛为目的而非健身了，

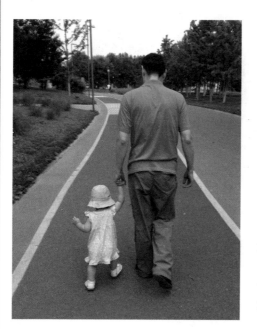
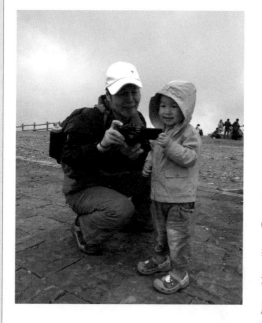

须量力而行，要持之以恒，一般人选择跑步距离在 800～3000 米之间较为适宜。③健身操和健美操：徒手操如早操、工间操、课间操，均属健身操类，目的在于全民健身，人人可行。时下流行的健身操，则要求更高，运动量更大，可以增强肌肉，使体形匀称健美，主要适应于中青年人。健身、健美器械有哑铃、杠铃、单杠、双杠、爬绳（爬杆）及各种健身器等，可选择自己适合和喜爱的项目进行锻炼。但杠铃不适于未成年人，以免影响身高的发育。单杠、双杠中一些复杂动作须有专人指导及保护，以免练习不当而受伤。踢毽跳绳，简单易行，可以大力推行。④登山：这是良好的户外运动，取其景致自然，空气新鲜，于怡情中健身，孔子曰"仁者乐山、智者乐水"，登山之乐，由来已久。⑤游泳：古代受气候的限制，不能四季皆行，但春江水暖，更衣游水，沐浴自然，《论语》中有"暮春者，春服既成，冠者五六人，童子六七人，浴乎沂，风乎舞雩，咏而归"，俨然是一种集体的活动了。⑥武术：可分徒手及持械两大类，其目的既有技击、防身的一面，亦有强健体魄、养生延年的一面。在徒手健身术中，有五禽戏、太极拳等多种。其中，五禽戏为汉末名医华佗所创，历史悠久，相传其弟子习此而寿至九十余，至今沿袭不衰。太极拳是目前大众练习最多、流传最广、门派颇多的一种健身术。

运动养生，运动是形式，养生是目的。形式灵活多样，且可以自创，只要能够达到健身的目的即可。

［太极拳］

太极拳是以强身健体为首义，速度缓和适中，动作柔和，绵绵不绝，动作与意念相合，呼吸与动作相辅为特点的拳术。

太极拳的起源有多种说法，多数人认可的有两种：一是说源于元明之际的张三丰（见孙禄堂所著《太极拳学》），一是说源于清代陈王廷（见康戈武著《中国武术实用大全》）。太极拳之名首见于王宗岳《太极拳论》。太极拳法首在于

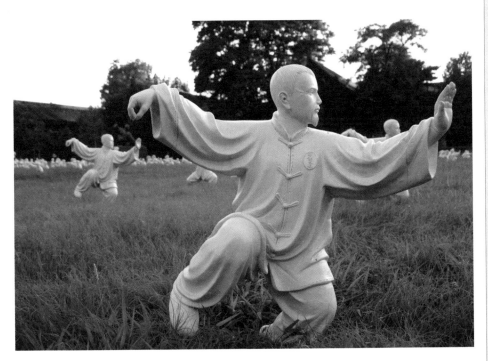

养生保健，且亦可用于御敌防身，因而受到很多人的喜爱，加之动作柔和、徐缓，老幼病弱皆可演练，故数百年来广为流传。习之者既多，杰出者亦众，经长期流传，演变出许多流派：如陈氏太极拳，流行于河南温县陈家沟，为清代陈王廷所创；杨氏太极拳，流行于京师及河北永年，为杨露禅在陈氏拳基础上创出；武氏太极拳，为武禹襄所创；孙氏太极拳，为孙禄堂所创；吴氏太极拳，为吴鉴泉所创；等等。中华人民共和国建立后，新编了简化太极拳，并相继编制了杨式、陈式、吴式、孙式、武式太极拳竞赛套路及四十二式太极拳竞赛套路。

太极一名字源于《周易·系辞》"易有太极，是生两仪"。两仪指阴阳，阴静阳动，阴降阳升，阴生阳而阳化阴。以太极命拳，意在此拳合乎自然，顺应阴阳互生之理。常常练习，可以健身，可以延年。

太极拳门派各有特点，但从同一拳种、同一源头来说又有着共同的要求，如练习时呼吸与动作的配合，以及《中国武术实用大全》归纳的身体姿势，均要求悬顶、顺项、含胸拔背、沉肩垂肘、塌腕、松腰实腹、敛臀落胯、膝部松活、两足分清虚实、全身正中安舒。在动作运动路线方面，均要求弧形运转，节节贯串，上下相通，达到运动圆活、衔接顺畅。其健身功效得到人们的重视和认可，流传遍及各大洲。

太极拳的养生健身作用，一是养神，练拳要求澄心静虑，思不旁骛，神气静守于内；二是呼吸的合理调节，使练拳成为一种心神、呼吸、形体自然而协调的配合，从而可纠正体内的不正常状态，祛病强身；三是太极拳的动作要求柔和、自然、连贯不绝，既要求松，又要求动，松而不懈，动而不强，气血流通，经络舒畅。柔和是生机的体现，正是由于这种柔缓自然、疾徐有度的特点，因而老幼皆宜，太极拳成为一种适应范围极广的健身术。

陈氏太极拳。创始人陈王廷，历代相传，现较流行的有两个套路。第一套共八十三式，特点是动作简单，柔多刚少，动作力求柔顺，初练尤须徐缓，注意以身法领导手法。其拳架又有高、中、低之分，运动量可以调节，故健康人、病弱者均可适应。第二套共七十一式，特点是动作较复杂，刚多柔少，动作力求坚刚、迅速，又有蹿蹦跳跃、腾挪闪展的动作，由于练习中速度快、爆发力强，只适合青壮年身体健康者练习。

杨氏太极拳。创始人杨露禅，全套动作共八十九式。据汪永泉《杨氏太极拳述真》中介绍，这个套路实际上是杨氏太极拳中的养生拳架，其特点是舒适、得意、大方。其主要要求：一是身形要自然调直，不偏不倚；二是全身放松，各个关节、每块肌肉都要放松；三是内外结合，周身松、软、圆、活，不勉强，不过分；四是开合适度，使每一个动作都在一开一合中有节奏地运行。

武氏太极拳。创始人武禹襄，全套动作共九十六式。其特点是：姿势紧凑，动作舒缓，步法严格分清虚实，胸、腹部进退旋转始终保持正中，完全用内动的虚实转换等来支配外形，左右手各管半个身体，不相逾越，出手不过足尖。现行架势中无跳跃动作，故此套拳谱老幼皆宜。

孙氏太极拳。创始人孙禄堂，孙氏不仅是武术大家，且学问深厚，从其所著《太极拳学》中就可看出。故孙氏太极拳，涵溶多种武术精髓于内，全套动作共九十七式。其特点是：气沉丹田，严保中和，进退相随，迈步必跟，退步必撤，

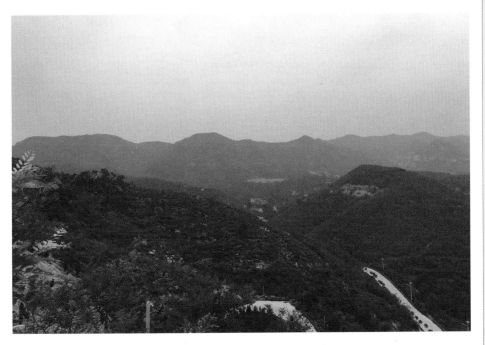

动作舒展圆活，敏捷自然，双足虚实分明，动作如行云流水，绵绵不断，是一种老幼皆宜的拳法。

吴氏太极拳。创始人吴鉴泉，由杨氏太极拳化出，全套动作共八十四式，以柔化著称。特点是动作轻松自然，连续不断，拳式小巧灵活，拳架开展紧凑，总是以柔见长。

各门派的拳法虽然组合有异、姿势有别，但基本架势的名称、动作特点是相同或大同小异的。一般认为，最早的太极拳式比较简单，即通常所说的太极十三式。

［五禽戏］

中国古代成套导引术。汉末名医华佗所创。此为一种健身强体的方法，系模仿虎、鹿、熊、猿、鸟5种禽兽的神态与动作，故名。又称五禽气功、五禽操、百步汗戏。战国以后，以动物姿态命名的导引术式广泛流传，如《庄子·刻意》所载"熊经""鸟申"；《淮南子·精神训》记有"熊经""鸟伸""凫浴""猿躩""鸱视""虎顾"，即后世所称"六禽戏"。华佗五禽戏是在继承前述导引术式的基础上创编出来的。据载，华佗的弟子吴普由于坚持行"五禽之戏"，"年九十余，耳目聪明，齿牙完坚"。（《后汉书·方术列传》注引《佗别传》）华佗五禽戏的原创动作早已失传，后世所传五禽戏当为后人所编。唯六朝陶弘景在《养生延命录》中所辑《五禽戏诀》因距华佗时代较近，或与原法相去不远。五禽戏的出现和流传，对后世各种成套导引术和象形拳的产生都有一定启示。

五禽戏有5种类型的动作，作用各不同。其流派众多，一般说有：①练虎势（虎寻食，图1），可加强周身肌腱、骨骼、腰髋关节功能，使精力旺盛；②练鹿势（鹿长跑，图2），可引伸筋脉，益腰肾，能增进行走能力；③练猿势（猿摘果，图3），可灵活脑筋，增强记忆，发展灵敏性，开阔心胸；④练熊势（熊撼运，图4），可增强脾胃功能，壮健力量；⑤练鸟势（鹤飞翔，图5），可加强肺呼吸功能，提高平衡能力。

习练五禽戏需形、神兼似，做到心静体松，动静相合，刚柔并济。每次练习力求出汗，以促进新陈代谢，活血化瘀，去邪扶正。

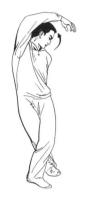

图1　五禽戏动作
之一——虎寻食

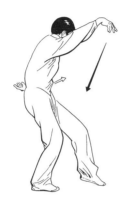

图2　五禽戏动作
之二——鹿长跑

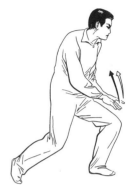

图3　五禽戏动作
之四——猿摘果

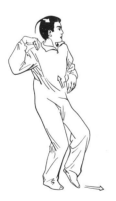

图4　五禽戏动作
之三——熊撼运

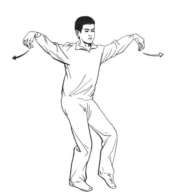

图5　五禽戏动作
之五——鹤飞翔

敬告读者

　　本书内容供读者概要性了解传统中医与养生。中医药的配制和使用均需在医师指导下进行，并严格注意用法、适用人群、禁忌、不良反应和药物相互作用等。

　　传统中医药中涉及动植物入药和作为保健品等，古时对此没有十分明确的限制。随着时代的发展和社会的进步，中医药事业也在不断发展。中药方、中药材、中成药和中药饮片、制剂、膏药等的成分中，涉及野生动植物作为原料的，经过严格审批，已有一些采取人工繁育或采用替代性物质等方式实现。

　　我们必须强调的是，应革除滥食野生动物的陋习。对野生动植物资源的保护和利用必须严格遵守国家重点保护动植物（包括陆生动植物和水生动植物）的法律法规和有关规定，并且不能违反中国加入的《濒危野生动植物种国际贸易公约》附录一、附录二的约定。禁止非法猎捕、杀害国家重点保护野生动物。禁止非法采集国家保护野生植物。

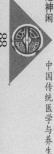